Curas Herbais Chinesas

Curas Herbais Chinesas

Henry C. Lu, Ph.D.

ROCA

Traduzido do Original
Chinese Herbal Cures
ISBN: 0-8069-0762-2

ISBN: 85-7241-214-X

Tradução
Andréa Favano
Adriana Favano

Revisão Científica
Paulo Américo Vieira
Terapeuta corporal, Acupunturista, Fitoterapeuta com formação na Academia de Medicina Tradicional Chinesa de Beijing e pela Fujian University of Traditional Chinese Medicine, Fundador da Abraphyto (Associação Brasileira de Fitoterapia) e do Instituto Chien de Desenvolvimento Fitoterápico, Professor dos Cursos de Fitoterapia Chinesa no IBEHE, CEATA, SBMO.

Dados Internacionais de Catalogação na Publicação (CIP)
(Câmara Brasileira do Livro, SP, Brasil)

Lu, Henry C.
Curas herbais chinesas / Henry C. Lu; [tradução Adriana Favano]. – – São Paulo: Roca, 1999.

Título original: Chinese herbal cures.
Bibliografia.
ISBN 85-7241-214-x

1. Ervas – Uso terapêutico 2. Medicina chinesa I. Título.

98-5177 CDD-615.3210951
NLM–WB 300

Índices para catálogo sistemático:

1. Ervas: Terapia alternativa : Medicina chinesa 615.3210951

1999

EDITORA ROCA LTDA.
Rua Dr. Cesário Mota Jr., 73
CEP 01221-020 – São Paulo – SP
Tel.: (011) 221-8609 – FAX: (011) 220-8653
e-mail: edroca@vol.com.br

Impresso no Brasil
Printed in Brazil

Prefácio

Não existem histórias fabulosas sobre ervas costumeiras, da mesma forma que não existem histórias fabulosas sobre pessoas normais. Para as pessoas tornarem-se figuras lendárias, devem ser heróicas ou importantes de algum modo. Para as ervas alcançarem um estado lendário, devem ser consideradas extraordinariamente efetivas. Existem, no todo, mais de 5.000 ervas chinesas, mas apenas uma fração delas tem sido considerada ervas célebres nas lendas chinesas. Existem as ervas que têm sido tradicionalmente consideradas pela população chinesa por serem mais efetivas e úteis nas suas buscas por liberdade de doença e na manutenção da boa saúde.

Estou certo de que você desfrutará dessas histórias, embora algumas sejam indubitavelmente mais interessantes ou engraçadas que outras. Eventualmente, entretanto, você moverá mais provavelmente além da esfera do mero divertimento, como se chegasse a realizar através da experiência pessoal ou entendimento teórico que essas ervas lendárias ainda desempenham atualmente um papel importante na promoção da saúde. Da minha parte, o pensamento interessante é contar histórias fabulosas sobre ervas chinesas; tinha um objetivo mais sério em mente ao escrever este livro, que era tornar pessoas mais profundamente informadas da existência dessas ervas excepcionais e contar a elas como podem fazer uso delas ao promover sua própria saúde. Nesse sentido, este livro é mais do que uma coleção de lendas sobre ervas chinesas – é um guia prático para ervas chinesas para saúde natural por meios naturais.

No período pré-histórico, antes da linguagem escrita ter sido inventada, a população chinesa podia apenas comunicar-se verbalmente, e a fim de transmitir seus conhecimentos sobre ervas para sua posteridade, tinham que confiar em contar histórias. A fim de criar impressões mais marcantes em seus ouvintes, as histórias sobre ervas não eram restritas a seus efeitos e usos, mas freqüentemente incluíam episódios sobre como foram inicialmente descobertos e que estratégias ou comédias e heroísmo foram envolvidas. Assim como outros tipos de histórias, muitas destas sobre ervas tinham eventos fictícios, tornando-os contos de fadas, para ganhar a atenção dos ouvintes. Conforme o tempo passava, tais histórias tornaram-se lendas, e as ervas tornaram-se ervas lendárias na história do herbalismo chinês.

Do ponto de vista da farmacologia, as lendas sobre ervas chinesas não podem ser usadas como dados para pesquisa nos efeitos de ervas, porque lendas não são mais do que histórias não verificáveis transmitidas por tradição de tempos anteriores, e muitas delas são cheias de mitos e invenções. Por outro lado, é um fato que virtualmente todas as histórias revelam efeitos de ervas que são consistentes com aqueles reconhecidos por herbalistas chineses profissionais, ambos passado e presente. Por exemplo, na história sobre bufas-de-lobo, a erva foi retratada como uma erva importante para interrupção do sangramento, e no herbalismo chinês moderno, essa mesma erva ainda é usada para tal propósito. Numa outra história, a agripalma siberiana foi descrita como uma erva espantosa para mães, e no herbalismo chinês moderno, ainda é considerada como uma erva importante para enfermidades de mulheres, tais como menstruação irregular, dor menstrual, distúrbios associados ao nascimento da criança, e numerosos outros sintomas femininos.

A maioria das histórias sobre as ervas é relativamente curta e caracterizada por simplicidade literária. Mas, todavia, todas elas refletem muito bem e, algumas vezes, comoventemente, os usos importantes de ervas em particular.

Além das ervas e de suas lendas, este livro inclui descrições das 20 maiores classificações de ervas. As ervas representam todas essas classificações. Isso não é, de modo algum, uma mera coincidência, porque as ervas incluídas aqui são todas importantes e podem até mesmo serem consideradas o grupo de elite das ervas chinesas, e como tal, é natural que elas se destaquem distintamente nas várias classificações.

É importante conhecer sobre pelo menos uma erva em cada uma das 20 classificações, porque as ervas em cada uma são as melhores para tratar um grupo particular de sintomas. Por exemplo, doenças associadas com inflamação e infecção são geralmente tratadas por aquelas ervas que reduzem o calor excessivo dentro do corpo, e se você está familiarizado com pelo menos uma erva nessa classe, será capaz de fazer uso efetivo disso quando estiver debilitado devido à inflamação ou infecção. As ervas que reduzem o calor dentro do corpo são uma das mais importantes classes de ervas, que é o porquê de um número de ervas apresentadas neste livro se incluírem em tal classificação.

Algumas das ervas neste livro também podem ser consideradas ervas ocidentais no sentido de que ou elas estão prontamente disponíveis em muitas lojas de alimentos naturais e são familiares para a população ocidental em geral, ou são freqüentemente usadas pelos herbalistas ocidentais em suas práticas clínicas. Tais ervas "ocidentais" incluem agrimônia, heléboro falso negro, eupatório, efedra chinesa, *danggui*, alho, estramônio, menta coreana, vinha de kudzu, alcaçuz, visco, porcelana (beldroega pequena) e ruibarbo. Como para as ervas exclusivamente chinesas, todas elas estão disponíveis em qualquer loja de erva chinesa. Em média, essas lojas estocam mais de 1.000 ervas na forma seca. A grande maioria de ervas chinesas está disponível na forma seca para decocção, não devido à conveniência ou economia, mas porque as ervas secas contêm muito pouca água, que não é um ingrediente necessário e pode até diminuir os efeitos de certas ervas. Já que a minha intenção não é meramente entreter meus leitores, mas também beneficiá-los em suas buscas para boa saúde, a disponibilidade das ervas incluídas neste livro torna seus conteúdos mais relevantes.

Na China hoje, a Medicina Chinesa e Ocidental são praticadas lado a lado, e o paciente pode escolher entre os dois tipos de medicina. Entretanto, um paciente cauteloso sempre fará uso de ambos os tipos de medicina para sua vantagem. E o leitor está lembrado que no caso de enfermidade, é sempre sensato consultar um médico qualificado para assegurar que ele ou ela adquirem o melhor cuidado médico possível disponível na sociedade moderna.

Introdução

Existem quatro divisões básicas da Medicina Chinesa: herbalismo chinês, curas alimentares chinesas, acupuntura chinesa, e terapia manipulativa chinesa. Na maioria das ocasiões, um médico chinês será mais provável de praticar essas quatro divisões de Medicina Chinesa simultaneamente, mas várias divisões também podem ser praticadas separadamente em clínicas diferentes.

Em geral, entretanto, o herbalismo chinês e as curas alimentares chinesas são quase sempre praticados juntos. Da mesma maneira, é costumeiro também para um acupunturista praticar terapia manipulativa igualmente, mas hoje na China também pode-se ver a estrutura de terapia manipulativa como um departamento separado em hospitais, do mesmo modo como a acupuntura. Em geral, a Medicina Tradicional Chinesa pode ser dividida em medicina interna, que inclui herbalismo e curas alimentares, e medicina externa, que inclui acupuntura e terapia manipulativa, bem como outras técnicas de tratamento externo, tais como moxibustão, acupressão, "ironing", e aplicação de ventosa.

AS ORIGENS DA MEDICINA CHINESA

Dos vestígios escavados na China por arqueologistas, acredita-se que as pessoas primitivas habitaram o continente chinês há 600.000 ou até um milhão de anos. Por exemplo, os restos de fósseis de um homem de Pequim encontrados numa caverna em Choukoutien próximo à Pequim foi identificado como pertencendo à época Plistoceno, que se originou há aproximadamente um milhão de anos.

Tal população primitiva precisava trabalhar e encontrar comida, bem como tomar medidas para prevenir o ataque de doenças ou curá-las. Portanto, algum tipo de medicina ou cuidado de saúde era uma necessidade entre a população primitiva em sua luta pela sobrevivência, que marcou o início da Medicina Tradicional Chinesa no período pré-histórico.

No processo de descoberta do alimento, deveriam ter, por engano, ingerido alimentos venenosos de hora em hora, resultando em vômito, diarréia, ou até a morte. Foi através de tais experiências que eles gradualmente identificaram as plantas que eram boas como alimentos, bem como aquelas que eram venenosas e podiam apenas ser usadas para curar doenças.

Um clássico chinês publicado na Dinastia Han ocidental (206 a.C. – 24 d.C.), intitulado *Huai Nan Taoists*, narra uma história sobre um imperador chinês da agricultura na China antiga, que provou uma centena de plantas a cada dia para determinar se elas eram adequadas para consumo humano. O imperador foi envenenado mais de 70 vezes por dia no processo. Embora esse imperador da agricultura possa não ter existido de fato, a história é geralmente considerada como uma indicação de uma sociedade substituindo a caça pelo cultivo como um modo de vida, e ao imperador é dado o crédito pela origem do herbalismo chinês.

Existe um ditado chinês que afirma: "Não se pode sempre fixar um limite entre alimentos e ervas." Esse é o porquê de algumas ervas (tais como dente-de-leão asiático e inhame chinês) serem tão suaves no efeito e tão prazeirosas para o paladar que podem ser ingeridas como alimentos, e alguns alimentos (tais como alhos, gengibre seco e tâmaras vermelhas) também contêm propriedades curativas suficientemente poderosas para serem usados como ervas. Conseqüentemente, na Medicina Chinesa, muitas plantas são consideradas tanto alimentos como ervas ao mesmo tempo. E é por esta razão que as curas alimentares têm sido sempre praticadas lado a lado com o herbalismo chinês, e os médicos chineses freqüentemente logram seu intento para aconselhar seus pacientes a tomar certas ervas e comer certos alimentos simultaneamente a fim de curar uma enfermidade.

Um clássico chinês antigo, intitulado *Classic of Mountains and Water*, afirma: "Agulhas de pedra podem ser encontradas em montanhas altas." Tal clássico marcou o início da acupuntura chinesa. Subseqüentemente, agulhas de osso, agulhas de bambu e outros tipos de agulhas têm sido inventadas para uso no tratamento pela acupuntura. Também foi pioneiro no desenvolvimento do herbalismo chinês, listando mais de 150 plantas, 270 animais e 64 minerais para usos clínico.

Como a população primitiva na China tentava se manter aquecida pelo fogo, gradualmente descobriram que o fogo era capaz de curar muitos sintomas, tais como dor abdominal e dor nas articulações (conhecida atualmente como artrite). De tais experiências, as artes chinesas de cura chamadas moxibustão e "ironing" foram originalmente descobertas. Ambas terapias envolvem o uso de calor e ervas simultaneamente. A descoberta do fogo na China é considerada ser um evento muito significante na história da Medicina Chinesa e data de quase um milhão de anos atrás quando o homem de Pequim usou o fogo para uma variedade de propósitos.

Antes da descoberta de instrumentos na China, a população primitiva executava trabalhos manualmente, e quando precisava se machucavam e sofriam de dor, tentariam instintivamente curar suas feridas e aliviar suas dores tocando as regiões afetadas com suas mãos. Com o passar do tempo, todas as suas experiências de curar feridas e aliviar a dor e curar outras enfermidades pelo uso das mãos se acumularam, marcando o início da terapia manipulativa chinesa.

De acordo com historiadores, a linguagem escrita chinesa surgiu primeiramente durante a tão chamada sociedade escrava entre 21 séculos a.C. e 476 a.C., e isso significativamente contribuiu para o desenvolvimento da Medicina Chinesa. A transição da sociedade escrava para a sociedade feudal tomou lugar ao redor de cinco séculos a.C. Durante a sociedade feudal (476 a.C. – 618 a.C.), progresso maior foi feito virtualmente em todos os aspectos da cultura chinesa, mas principalmente na política, economia e filosofia. Foi durante esse período que tipos diferentes de artes de cura chinesa tornaram-se integradas no sistema coerente de medicina com a publicação de *Nei Ching*, popularmente conhecido como *"Yellow Emperor's Classics of Internal Medicine*, que traduzi para o inglês em 1978. Qualquer discussão séria de Medicina Chinesa deve começar primeiramente por este clássico médico. De fato, a história completa da Medicina Chinesa pode ser considerada nada mais que uma série de notas de rodapé nesse texto fundamental.

É digno mencionar que, em termos de aprendizado, um contraste agudo existe entre a Medicina Chinesa e a Ocidental. Estudantes de Medicina Ocidental de modo geral consideram que aprender a história da medicina é pouco mais que interesse histórico devido a sua irrelevância para a prática clínica, mas estudantes de Medicina Chinesa levam clássicos médicos muito seriamente porque não são apenas relevantes, mas importantes para suas práticas clínicas. Por exemplo, Richard Thomas Williamson (1862 – 1937), que inventou o teste de glicose, é omitido dos mais contemporâneos dicionários médicos ocidentais. Há grande dificuldade em encontrar o nome de Friedrich Wilhelm Adam Sertuerner (1774 – 1841), um farmacêutico alemão que isolou o princípio ativo no ópiuo, chamado morfina, ou o nome de Caleb Hillier Parry (1755 – 1822), um médico britânico que identificou uma forma de bócio, chamada bócio exoftálmico.

Por outro lado, qualquer livro-texto moderno na Medicina Chinesa não deixará de mencionar SHIH-CHEN LI, que escreveu *An Outline of Materia*

Medica em 1578 d.C., ou SUN SHU MAO, que escreveu *One Thousand Ounces of Gold Classic* em 652 d.C., pois eram considerados muito importantes na prática clínica da Medicina Tradicional Chinesa. Como somos responsáveis pela discrepância aguda entre Medicina Chinesa e Ocidental?

O uso de uma analogia pode provar ser instrutivo. Aprender a Medicina Chinesa é como atravessar uma ponte, enquanto aprender Medicina Ocidental é como construir uma. Ao aprender como construir uma ponte nova, não há necessidade de saber quem tinha construído que ponte séculos atrás, para o conhecimento estabelecido, tal como um longo tempo atrás, tem se tornado obsoleto; mas para alguém aprendendo como se sente ao atravessar uma ponte, as experiências daqueles que tinham atravessado centenas de pontes mais que mil vezes muitos séculos atrás são muito relevantes e importantes. O conhecimento sobre construir pontes tem continuado a acumular e melhorar dia a dia e novo conhecimento freqüentemente prova ser o mais efetivo, mas existe também um risco, porque a ponte construída pela nova tecnologia pode sofrer um colapso devido ao erro humano ou conhecimento incompleto. Entretanto, quando trata-se da medicina, o risco é aumentado consideravelmente.

Por exemplo, em 1880, um cientista russo conduziu um experimento alimentando um grupo de ratos de laboratório com leite fresco e outros alimentos, e um outro grupo de ratos de laboratório com produtos artificiais de pura proteína, gorduras, carboidratos e minerais. A sua suposição foi que o segundo grupo de ratos de laboratório cresceria mais rápido e tornar-se-ia mais saudável porque tinha todos os nutrientes necessários para viver e crescer. Mas, assim que revelou-se, o segundo grupo de ratos de laboratório morreu mais rapidamente. O que houve de errado? Os nutrientes supridos para os ratos tinham sido descobertos pelos cientistas para promover o crescimento e melhorar a saúde; deste modo, por que os ratos morreram tão rapidamente? O cientista russo que conduziu o experimento escreveu: "Deve haver algo ausente que é fisiologicamente indispensável, mas que não tenha sido descoberto."

Hoje sabemos que esses ratos estavam sofrendo de uma deficiência de vitaminas. Mas ao mesmo tempo, as vitaminas ainda não tinham sido descobertas pelos cientistas, que acreditavam fortemente que todas as necessidades de criaturas existentes fossem aqueles nutrientes já descobertos e nada mais. Os cientistas não imaginavam que seus conhecimentos sobre nutrientes eram extremamente limitados e incrivelmente insuficientes. Hoje mais um tipo de nutriente chamado vitaminas tem sido descoberto, mas o que aconteceria se as pessoas acreditassem que todas necessitariam daqueles nutrientes sozinhos e conseqüentemente começassem a tomar os produtos artificiais daqueles nutrientes e nada mais? A Medicina Ocidental é construída em conhecimento experimental, que freqüentemente prova ser muito efetivo, mas também pode ser muito perigoso. Como diz o ditado, um pouco de conhecimento é perigoso, que é uma descrição comovente do estado da Medicina Ocidental.

Por outro lado, a Medicina Chinesa trabalha mais lentamente, mas também com mais segurança, que pode ser melhor em muitos casos; como diz o ditado, é melhor ser seguro do que arrependido. A Medicina Chinesa baseia-se em experiências clínicas de muitos séculos e tais experiências são tão válidas hoje quanto há alguns séculos. Este é o porquê dos médicos chineses vincularem grande importância a clássicos médicos chineses, os quais são fontes vitais de experiências e ainda são relevantes e importantes para a prática clínica. É por essa razão que um estudante de Medicina Chinesa deveria lograr seu intento para aprender clássicos médicos tão meticulosamente quanto possível. Os autores desses clássicos têm atravessado centenas de pontes mais de milhares de vezes, por assim dizer, e o que eles tinham para dizer representa suas experiências pessoais de um tempo de vida gasto como praticantes da Medicina Chinesa.

A IMPORTÂNCIA DE *NEI CHING* NA MEDICINA CHINESA

Embora esse clássico tenha sido atribuído ao Imperador Amarelo, a maioria dos historiadores chineses concorda que o *Yellow Emperor's Classics of Internal Medicine* (*Nei Ching*) não foi escrito somente por um médico chamado Imperador Amarelo, mas por um grupo de médicos chineses por volta de três seculos a.C. *Nei Ching* não era apenas um reflexo das realizações médicas durante este período da história chinesa, mas também estabeleceu os princípios fundamentais sustentando todos os aspectos da Medicina Chinesa, tornando-se a fonte máxima para todos os desenvolvimentos subseqüentes. As teorias esboçadas nesse clássico médico ainda são seguidas pelos médicos chineses, virtualmente do mesmo modo que a fisiologia de Platão ainda é admirada pelos filósofos modernos ou as obras de Shakespeare ainda veneradas pelos estudiosos literários do Ocidente.

A seguir está uma passagem do *Yellow Emperor's Classics of Internal Medicine*: "Uma doença fria deveria ser tratada por ervas quentes, e uma doença quente deveria ser tratada por ervas frias." Esse princípio de tratamento ainda é considerado válido e é aplicado virtualmente por todos os médicos chineses nas suas práticas clínicas. Por exemplo, *Coptidis trifolia*, sobreiro e casquete são todas ervas frias e, por essa razão, são usadas para tratar distúrbios quentes, tais como enfermidades infecciosas e inflamatórias, incluindo mastite, hepatite e enterite. Por outro lado, o acônito e o gengibre seco são ambos ervas quentes e são usadas para tratar distúrbios frios, tais como sensações de frio nos braços e pernas, dor abdominal fria, artrite fria e reumatismo e diarréia fria.

Uma outra passagem declara: "Ervas picantes e doces dispersarão a energia interna e são ervas *Yang*; ervas azedas e amargas causarão diarréia e são ervas *Yin*." Esse princípio também ainda é fielmente seguido pelos médicos chineses. *Nei Ching* também afirma: "Quando uma doença é confinada à região superficial, deve ser tratada induzindo a transpiração." Hoje, uma doença superficial, tal como o resfriado comum ou gripe, é tratada por ervas para induzir a transpiração.

Numa outra associação, esse clássico diz: "A energia é *Yang* enquanto o sabor é *Yin*," o qual é um conceito atualmente ainda válido. Por exemplo, é um princípio comum no herbalismo chinês que a energia de ervas caminha para cima e para baixo e acerca da pele e dos braços e pernas, o que significa que a energia é *Yang*, porque *Yang* caminha para cima, para fora e acerca da pele e dos braços e pernas. Da mesma maneira, o sabor das ervas caminha para o interior, para baixo e acerca dos órgãos internos, o que significa que o sabor é *Yin*, porque o *Yin* caminha para dentro, para baixo e acerca dos órgãos internos.

O sistema chinês de curas alimentares também é derivado de *Nei Ching*. Por exemplo, uma passagem no clássico diz: "Deve-se comer grãos de cereais, carnes, frutas e vegetais proporcionalmente a fim de manter a boa saúde." Uma outra passagem diz:"Quando uma pessoa está doente, pode ser necessário tratar a doença por ervas, mas também é necessário comer cinco grãos de cereal como um alimento principal, cinco frutas como um alimento secundário, cinco carnes animais para reforçar a energia, cinco verduras para suplementar a deficiência, deste modo a energia e o sabor dos alimentos serão combinados para tornar o corpo mais forte."Essa passagem resume os mais fundamentais princípios de cura alimentar na Medicina Chinesa.

Os cinco grãos de cereal são arroz, feijões vermelhos, trigo e cevada, feijões-de-soja e sorgo. As cinco frutas são pêssegos, peras, damascos, castanhas, e tâmaras vermelhas. As cinco carnes animais são carne de vaca, de cordeiro, de porco, de cachorro e galinha. E as cinco verduras são variedade de abóbora, folhas de leguminosas, cebolinhas verdes, cebolas verdes e cebolinhos. Esse é um cardápio completo para boa saúde, pois contém virtualmente todos os nutrientes e em boa proporção.

Do ponto de vista da nutrição moderna, os grãos de cereal são a fonte primária de calorias e proteínas e também a fonte de vitamina de complexo B e minerais; as frutas são a fonte primária de vitaminas e minerais; as carnes são a fonte primária de proteínas de qualidade e gorduras; e as verduras são a fonte primária de minerais, vitaminas e alimento rico em celulose. Mas, além disso, a passagem no *Nei Ching* também propõe proporções de grupos diferentes de alimentos que são consistentes com a versão moderna da dieta saudável. Em particular, ambas visões consistem em comer mais grãos de cereais que outros grupos de alimentos para ser essencial para boa saúde.

Numa outra associação, *Nei Ching* afirma: "Quando se sofre de doença renal, deve-se abster-se de comer quantidades extraordinárias de alimentos salgados"e "Quando uma pessoa consome grandes quantidades de alimentos doces e gordurosos, pode causar uma acumulação de calor interno gradualmente convertendo-se em diabetes." Isso significa, por exemplo, que um paciente com nefrite (que é uma inflamação dos rins) deve abster-se de consumo de sal, e um diabético deve abster-se do consumo de açúcar. Ambas visões são consistentes com teorias da nutrição moderna.

Além disso, o clássico diz: "É necessário atacar doenças pelo consumo interno de ervas e também pela aplicação externa de agulhas de pedra."Essa é uma referência específica para tratar doença com acupuntura. A teoria de meridianos resumida no *Nei Ching* ainda permanece a teoria mais autoritária atualmente, e todos estudantes de acupuntura confiam nesse clássico para informação válida sobre meridianos. Quanto aos métodos de tratamento pela acupuntura, os princípios declarados no *Nei Ching* e sobre os quais esses métodos são baseados são ainda fielmente assentidos pelos acupunturistas modernos tanto na China quanto no Ocidente.

CLÁSSICOS DO HERBALISMO CHINÊS

Durante a Dinastia Chou (1122–255 a.C.), quanto mais ervas foram sendo descobertas e quanto mais a população chinesa acumulava experiências usando ervas no tratamento de doenças, muitas publicações chinesas começavam a mencionar as ervas. Por exemplo, o *Book of Rites*, publicado durante esse período, fez menção de "cinco tipos de ervas", isto é, grama, árvore, verme, caroço e cereal, já que a palavra "erva", como é usada na Medicina Chinesa, inclui alguns animais e minerais, embora a vasta maioria das ervas chinesas sejam as plantas.

Quando a terapia herbal chinesa começou a tomar forma, por volta do século V d.C., as ervas começaram a ser discutidas mais extensivamente em livros que também compreendiam tais assuntos como astronomia e matemática. Mas o primeiro clássico chinês que lidou exclusivamente com ervas não foi publicado até anteriormente à Dinastia Han oriental (25–220 d.C.), e foi atribuído ao Imperador da Agricultura.

Obra "Classic of the Agriculture Emperor's Materia Medica"

Esse clássico lista um total de 365 ervas, incluindo 252 plantas, 67 animais e 46 minerais, que são ademais cada um divididos em três classes. A classe superior de ervas consiste de ervas que são tônicas e/ou não tóxicas ou apenas levemente tóxicas; a classe intermediária consiste de ervas que são tônicas com alguns efeitos de uma natureza terapêutica; e a classe inferior consiste de ervas na maior parte tóxicas que são usadas exclusivamente para o tratamento de doenças. No conjunto, existem 120 ervas na classe superior, 120 na classe intermediária e 125 na classe inferior.

Além disso, a obra *Classic of the Agriculture Emperor's Materia Medica* lista 170 doenças a serem tratadas por ervas, incluindo doenças internas, doenças externas, doenças de mulheres, doenças dos olhos, garganta, ouvidos, dentes, e assim por diante. Em muitos casos, as ações das ervas no tratamento de doenças, como descrito nesse clássico, são atualmente consideradas precisas e valiosas.

A edição original da obra *Classic of the Agriculture Emperor's Materia Medica* foi perdida nos anos iniciais da Dinastia Tang (618–907 d.C.), mas seu conteúdo foi guardado em livros publicados subseqüentemente no curso da história chinesa. O *People's Health Press* em Pequim publicou uma edição desse clássico em 1979 com base nos dados guardados em outros clássicos chineses.

Obra "Outline of Materia Medica"

A obra *Outline of Materia Medica* foi escrita por SHIH-CHEN LI (1518–1593) e publicada em 1578. A fim de escrever esse clássico, o autor leu numerosos clássicos chineses e viajou extensivamente para identificar as formas das plantas e as localizações aonde cresciam ou eram encontradas. SHIH-CHEN LI fez grandes avanços no exame minucioso de ervas, bem como nas suas classificações. Classificou todas as ervas em 16 categorias, incluindo água, fogo, terra, pedra-metal, grama, cereal, verdura, fruta, árvore, instrumentos, inseto, escama, concha, animal doméstico, pássaro e homem. Em cada categoria, classificou em subcategorias. Por exemplo, a categoria da grama foi dividida em 11 subcategorias, incluindo grama de montanhas, grama aromática e grama de pântano, e a categoria de árvores foi dividida em seis subcategorias, incluindo árvore aromática, árvore alta e arbusto. Dentro das 16 categorias, existiam um total de 62 subcategorias.

O clássico completo contém aproximadamente 1.900.000 ideogramas chineses e uma lista de 1.892 ervas, das quais 374 o próprio autor adicionou. Nesse clássico também estão incluídos 11.096 fórmulas herbárias, o que foi o quádruplo do que tinha sido previamente escrito por outros autores. Muitas dessas fórmulas ainda são consideradas extremamente valiosas. O livro também contém um total de 1.110 figuras de ervas.

No seu clássico, SHIH-CHEN LI adotou um método mais avançado de classificar ervas. Virtualmente, todos os herbalistas chineses no tempo de LI usaram classificações superior, intermediária e inferior de ervas, mas Li destruiu essa teoria classificando ervas em termos de plantas, animais e minerais, que é consistente com a ciência moderna e foi um avanço significante na história do herbalismo chinês.

Um outro passo importante tomado por LI nesse clássico foi sua divisão de ervas em famílias. Por exemplo, "cardo de gato de Pequim "(*Euphorbia pekinensis Rupr.*), euforbiácea (*Euphorbia helioscopia L.*) e "euforbiácea de alcaparra"(*Euphorbia lathyris L.*), todas possuem sucos brancos em seus caules e, por essa razão, LI classificou todas elas sob a família das euforbiáceas (euforbiácea), que foi realmente uma aproximação científica em linha com a botânica moderna.

Deve-se lembrar nessa associação que o primeiro trabalho científico ocidental em botânica foi publicado em 1735 por um cientista naturalizados suíço e que continha apenas 12 páginas de classificações e apareceu um século e meio após a obra *An Outline of Materia Medica*.

MEDICINA CHINESA EM TEMPOS MODERNOS

No início do século XX quando a Medicina Ocidental invadiu a China com outros aspectos de sua cultura, os chineses foram grandemente impressionados pelas terapias aparentemente efetivas do Ocidente na cura de muitas doenças infecciosas e contagiosas então muito espalhadas na China, tais como malária e cólera e outras doenças que requerem cirurgia. Por volta de 1905, já existiam 166 hospitais e 241 clínicas de Medicina Ocidental administradas por médicos ocidentais na China. A primeira Faculdade de Medicina Ocidental foi fundada em Pequim em 1906. Por volta de 1934, já existia um total de 30 faculdades de Medicina Ocidental na China, com 3.616 estudantes matriculados e 532 graduados nelas.

Devido a esse impacto repentino da Medicina Ocidental, em 1914 muitos estudiosos chineses começaram a advogar a abolição da Medicina Tradicional Chinesa. E em 1929, o governo Chinês propôs uma legislação que proibiria a prática da Medicina Tradicional Chinesa. Entretanto, a legislação proposta não foi deixada para trás devido à forte oposição pela população chinesa em geral e os médicos chineses da Medicina Tradicional em particular.

Em 1930, o governo chinês deixou para trás a legislação para separar a Medicina Chinesa e a Medicina Ocidental e, portanto, a primeira faculdade de Medicina Tradicional Chinesa foi fundada na China naquele mesmo ano. Naquela época, já existiam mais de 400 jornais de Medicina Tradicional Chinesa sendo publicados.

Com o passar do tempo, a maioria das doenças muito espalhadas na China foi gradualmente controlada, o que permitiu à população chinesa prestar grande atenção a outras menos ameaçadoras, mas ainda igualmente importantes doenças crônicas, tais como artrite, doença cardíaca e diabetes. Entretanto, não levou muito tempo para os chineses realizarem as inadequações da Medicina Ocidental em tratar tais doenças, e essa realização fez com que reavaliassem o valor da Medicina Tradicional Chinesa. Como resultado dessa reavaliação, a Medicina Tradicional Chinesa tem gradualmente voltado ao seu próprio lugar no sistema de cuidado chinês da saúde.

Na China moderna, a Medicina Chinesa e a Ocidental são praticadas lado a lado, e os pacientes chineses têm a liberdade de escolher entre as duas, com ambos os tipos igualmente disponíveis a eles. Nos últimos anos, exemplos refletindo suas escolhas têm emergido: Quando suas condições obviamente requerem cirurgia ou quando estão numa situação de crise, optarão pela Medicina Ocidental; mas quando sofrem de doenças crônicas, tais como reumatismo, hipertensão, diabetes e doença cardíaca, escolherão a Medicina Chinesa. Subentende-se, entretanto, que a escolha não é sempre ou isso ou aquilo, e está se tornando uma prática comum para um paciente chinês ser tratado pela Medicina Chinesa e Ocidental simultaneamente, que é chamada de terapia combinada de Medicina Chinesa e Ocidental.

Índice

Índice

1

Classificação das Ervas Chinesas

A classificação de vários itens sob estudo marcou o começo da ciência e tem continuado nos tempos modernos. Na botânica, por exemplo, classificamos as plantas em famílias diferentes para nosso entendimento. As ervas chinesas são tão velhas quanto a história chinesa, e os chineses antigos classificaram as ervas de acordo com suas ações básicas – em outras palavras, o que elas podiam fazer para o corpo humano. Existe atualmente um total de 20 classificações mais importantes dentro do herbalismo chinês, cada um dos quais representa um número de ações importantes.

1. CLASSE DE ERVAS PARA INDUZIR A TRANSPIRAÇÃO

As ervas sob essa classificação têm algo em comum, isto é, podem induzir a transpiração, que é a sua principal ação. Por essa razão, uma enfermidade, que pode ser aliviada pela transpiração, pode ser tratada com essa classe de ervas. Inversamente, um paciente com uma enfermidade, que pode ser intensificada pela transpiração, deve evitar essa classe de ervas. Se, por exemplo, você tem um resfriado, as ervas nessa classe lhe beneficiarão, porque a fim de superar o resfriado comum ou a gripe, é necessário induzir a transpiração. Por outro lado, se você sofre de suores noturnos, transpiração excessiva, ou diarréia crônica, que já terá esgotado uma grande quantidade de água do seu corpo, deve evitar ervas desta classe tanto quanto possível.

As ervas que induzem a transpiração são divididas em duas subclasses: ervas para sintomas caracterizados por sensações de frio (isto é, efedra chinesa, magnólia com flor de lírio e perila púrpura) e ervas para sintomas caracterizados por febre (isto é, orelha de lebra, vinha de kudzer, crisântemo de amora folhosa). Conseqüentemente, se você está sofrendo de resfriado comum com calafrios, a primeira subclasse de ervas deve ser usada; mas uma vez que você apresente febre alta, a segunda subclasse é recomendada.

Todas as classes de ervas têm usos específicos e também vinculam algumas medidas de precaução. Os principais usos para a classe de ervas que induzem a transpiração são o resfriado comum e a gripe, bem como muitos sintomas relacionados, tais como dor de cabeça, febre, dor no corpo e tosse. Além disso, essa classe de ervas também é freqüentemente usada para trata bronquite, asma brônquica, sarampo num estágio inicial, glomerulonefrite aguda e febre reumática aguda.

Existem quatro medidas de precaução ao usar essa classe de ervas. Primeiro, as ervas nessa classe não são boas para sintomas crônicos envolvendo os órgãos internos. Isso é em parte devido tais sintomas não poderem ser tratados simplesmente induzindo a transpiração, e em parte porque um consumo prolongado dessas ervas enfraquecerá o corpo, que não é desejável para pacientes que sofrem de doenças crônicas dos órgãos internos. Segundo, sintomas que desidratam o corpo, tais como vômito, diarréia e sangramento, não devem ser tratados por essa classe de ervas. Terceiro, após tomar essa classe de ervas, é desejável permanecer calmo e aquecido, deste modo, a transpiração ocorrerá para um grau adequado, sendo nem excessivo nem insuficiente. Quarto, quando um paciente preferivelmente fraco, tal como uma pessoa mais velha, toma essa classe de ervas para curar uma enfermidade, é sensato consumir algumas ervas sob a classificação de ervas para tratar deficiências, isto é, Classe 16.

Do ponto de vista da Medicina Moderna, a classe de ervas para induzir a transpiração desempenha duas funções básicas. Primeiro, as ervas nessa classe podem expandir capilares sangüíneos na região superficial do corpo e ativar a secreção da glândula sudorípara a fim de reduzir a febre, livrar-se de toxinas, inibir bactérias e fortalecer a habilidade corpórea para ingerir e destruir bactérias e defender-se contra invasão de corpos estranhos. Segundo, essa classe de ervas pode aumentar a filtração glomerular para remover água excessiva do corpo.

2. CLASSE DE ERVAS PARA REDUZIR O CALOR EXCESSIVO DENTRO DO CORPO

Muitas doenças são devido à presença de calor excessivo dentro do corpo. Essa classe de ervas é capaz de reduzir calor excessivo dentro do corpo e é usada para aquelas doenças que são na maior parte caracterizadas por inflamação ou infecção. Essa classe é dividida em três subclasses: ervas para reduzir o "calor de fogo" (isto é, carrizo, sobreiro, *Coptidis trifolia*, porcelana, sanícula, casquete e erva do vento), ervas para reduzir o calor no sangue (isto é, "pulsatilla" chinesa e rosa branca) e ervas para reduzir o calor e desintoxicar ao mesmo tempo (isto é, dente-de-leão asiático, grama de osso de galinha, violeta chinesa, madressilva japonesa e bufa-de-lobo).

O conceito de calor é um conceito único na Medicina Chinesa, como acredita-se que o calor seja a causa de muitos tão chamados sintomas quentes. As ervas que podem reduzir o "calor de fogo"são usadas para tratar doenças inflamatórias agudas e infecciosas, porque doenças agudas podem atacar tão rapidamente quanto fogo queimando uma construção. Tais doenças agudas incluem encefalite, que é a inflamação do cérebro; pneumonia, que é a inflamação dos pulmões; e bronquite aguda, que é a inflamação da membrana mucosa brônquica. As ervas que podem reduzir o calor no sangue são usadas para interromper sangramento, tais como hemorragia nasal, eliminação de sangue da boca e sangramento vaginal. As ervas que podem reduzir o calor e desintoxicar simultaneamente são normalmente usadas para tratar doenças inflamatórias e infecciosas que são supurativas, tais como muitas doenças de pele, caxumba, linfangite, mastite e apendicite.

Algumas medidas de precaução devem ser tomadas usando essa classe de ervas. Primeiro, sintomas relacionados ao resfriado comum ou gripe e à febre ou calor excessivo no corpo devido à constipação não devem ser tratados por essa classe de ervas. Segundo, ervas nessa classe tendem a ser ruins para o estômago, porque não são facilmente digeridas; por essa razão, podem ser tomadas com a classe de ervas para promover digestão, se necessário (Classe 9). Terceiro, essa classe de ervas pode desidratar o corpo e, por essa razão, podem ser tomadas com tônicos *Yin*, que consistem de ervas para tratar deficiência de *Yin* (Classe 16).

Do ponto de vista da Medicina Moderna, essa classe de ervas pode ser usada para curar inflamação, agir contra bactérias, interromper o sangramento, reduzir a temperatura corpórea, aumentar a micção, e ativar o ureter, que explica porque tais ervas podem tratar efetivamente cálculos urinários.

3. CLASSE DE ERVAS PARA AGIR CONTRA O REUMATISMO

A maioria das ervas nessa classe pode ser usada para aliviar a dor e é especialmente efetiva para o tratamento de dor muscular e dor de artrite e reumatismo. As ervas incluídas sob essa classificação são clematite chinesa, visco e casca da raiz fina de *Acanthopanax*.

A artrite e o reumatismo, no estágio inicial, devem ser tratados por ervas desta classe com aquelas na classe para induzir a transpiração (Classe 1). Como essas enfermidades introduzem o estágio intermediário, devem ser tratadas por essa classe de ervas com a classe de ervas para promover a circulação sangüínea (Classe 12).

Os chineses acreditam que o reumatismo é causado por três fatores, ou qualquer combinação deles. Esses três fatores são vento, frio e umidade. Quando o reumatismo é causado pelo vento, a dor caminha pelo corpo todo, que é o porquê de ser chamada de dor que percorre e é difícil para o paciente localizar com precisão. A clematite chinesa e o visco são particularmente bons para artrite e reumatismo causados pelo vento. Quando o reumatismo é causado pela umidade, a dor permanecerá numa região fixa, deste modo, o paciente pode facilmente apontar aonde a dor está localizada. A casca da raiz fina de *Acanthopanax* é especialmente boa para esse tipo de reumatismo.

4. CLASSE DE ERVAS PARA REDUZIR SENSAÇÕES DE FRIO DENTRO DO CORPO

Essa classe de ervas é usada para aquecer o corpo no tratamento de enfermidades associadas com sensações de frio dentro do corpo, tais como vômito, diarréia, dor abdominal fria, dor de estômago fria e falta de apetite. Algumas pessoas sentem uma necessidade de vomitar devido às sensações de frio no estômago e outras desenvolvem diarréia devido às sensações de frio no intestino. Uma erva desta classe é chamada *Evodia;* é uma erva morna e freqüentemente usada para interromper o vômito e aliviar a dor fria.

Se você tem um sintoma frio, tal como vômito ou diarréia, e também está resfriado e não se recuperou completamente, pode tomar essa classe de ervas com a classe de ervas para induzir a transpiração (Classe 1). Como as ervas que reduzem as sensações de frio dentro do corpo são mornas e secas, não devem ser ingeridas por pessoas com uma doença quente ou por aquelas cujo conteúdo de água no corpo está baixo.

Do ponto de vista da Medicina Moderna, essa classe de ervas pode melhorar as funções do sistema cardiovascular, aumentar a ação cardíaca, excitar o sistema vasomotor central e o sistema nervoso simpático, elevar a pressão sangüínea e melhorar a circulação sangüínea. Além disso, essas ervas têm sido descobertas melhorarem a função hipotálamo-hipófise e a função das glândulas endócrinas, bem como elevar os efeitos do regulamento neuro-hormonal para melhor coordenação entre vários órgãos internos vitais que melhorarão o metabolismo.

5. CLASSE DE ERVAS PARA REDUZIR A UMIDADE NO CORPO

Quando a umidade se acumula no corpo, pode causar muitas enfermidades, incluindo inchaço abdominal, inchaço do estômago, inchaço nos membros, diarréia, icterícia e algumas doenças de pele. Essa classe é dividida em duas subclasses: ervas para transformar ou absorver a umidade (isto é, "buyuryo", *Atractylodes* cinza e menta coreana) e ervas para promover a micção (isto é, banana-de-São-Tomé asiática, grama de moeda e artemisia sempre verde).

Para transformar a umidade significa estimular a ação do baço, deste modo, pode acelerar a excreção de água do corpo. Os chineses acreditam que uma razão do porquê a umidade continua se acumulando no corpo é que o baço não é forte o suficiente para fazer a água fluir. As ervas que podem transformar a umidade são capazes de corrigir as condições do baço. Um outro modo de livrar-se da umidade dentro do corpo é através da promoção da micção. As ervas para promover a micção são freqüentemente usadas para tratar muitos distúrbios de micção e sintomas relacionados, tais como edema, cálculos no sistema urinário e nefrite aguda. Além disso, muitas pessoas obesas têm acumulado uma quantidade excessiva de água no corpo, que é o porquê dessa classe de ervas ser freqüentemente usada para redução de peso.

Com a redução da umidade dentro do corpo, essa classe de ervas, ao mesmo tempo, também pode reduzir a energia *Yin* no corpo. Por essa razão, pessoas com condições secas e pessoas magras e fracas não devem usar essa classe de ervas.

Do ponto de vista da Medicina Moderna, essa classe de ervas tem sido provada efetiva para edema cardíaco-renal, edema nutricional, retenção urinária, prostatomegalia e outros sintomas associados com distúrbios gastroentéricos, tais como náusea, vômito, falta de apetite e diarréia. Esses usos são atribuídos às três funções seguintes desempenhadas por essa classe de ervas: primeiro, essa classe de ervas pode intensificar as funções do coração, pulmões e rins; segundo, pode regular as funções do estômago e dos intestinos para cessar muitos distúrbios digestivos; e terceiro, pode ajustar o regulamento neuro-hormonal, que contribui para excreção excessiva de água no corpo.

6. CLASSE DE ERVAS PARA LUBRIFICAR OS SINTOMAS SECOS

Uma doença seca deve ser lubrificada. As doenças secas podem ser internas ou externas, e essa classe de ervas é usada para tratar ambas as categorias. A secura interna pode dar origem a pele seca, constipação, eliminação de fezes secas e sólidas, eliminação de urina insuficiente, sede, garganta seca com lábios rachados e insônia; a secura externa pode dar origem a ausência de transpiração no tempo quente, escarro sanguinolento, tosse seca, nariz seco e pele seca.

Essa classe de ervas é dividida em três subclasses. A primeira subclasse consiste de ervas para lubrificação dos pulmões. As ervas nessa subclasse são usadas para tratar secura dos pulmões e deficiência de *Yin* nos pulmões, que pode manifestar-se nas seguintes enfermidades: perda de voz, tossir expelindo sangue, tosse seca, rinite atrófica, resfriado comum, gripe, bronquite, diabetes insípido, dor de garganta, nariz e garganta secos e coceira na garganta. A segunda subclasse consiste de ervas para produção de fluidos e fortalecimento do estômago. Essas ervas são usadas para produzir fluidos no estômago, na maior parte para o tratamento de deficiência de *Yin* do estômago, manifestação como diabetes melito, fome doentia, lábios secos, ou dor de estômago. A terceira subclasse consiste de ervas para prover de água o *Yin* (para aumentar a energia *Yin* no corpo, como em prover água para uma planta) e lubrificar a secura dos intestinos. Essas ervas são geralmente usadas para tratar o esgotamento de *Yin*, secura dos intestinos e constipação seca.

As ervas nessa classe podem retardar os movimentos dentro do corpo, incluindo circulação energética, circulação sangüínea e digestão. Deste modo, por essa razão, aqueles com circulação energética pobre, circulação sangüínea pobre, ou indigestão crônica, devem evitar essa classe de ervas.

7. CLASSE DE ERVAS PARA INDUZIR O VÔMITO

A maioria das ervas nessa classe são muito fortes, que é o porquê delas induzirem o vômito. Entre elas está a erva chamada heléboro falso negro, que é freqüentemente usada para induzir o vômito de escarro e alimentos indigestos, particularmente em pacientes com epilepsia, apoplexia, tireoidite e linfadenite, a fim de remover substâncias que podem bloquear a garganta e obstruir a respiração. Normalmente, as ervas nessa classe estão disponíveis na forma de pó.

Se um paciente demora para vomitar de 10 a 20min, deve usar um dedo para penetrar a garganta e assim induzir o vômito. Se um paciente continua a vomitar sem parar, um pouco de suco de gengibre, sopa de arroz fria ou água fria podem ser administrados para interromper o vômito. Depois de vomitar, o paciente deve consumir um pouco de sopa ou alimento semilíquido e evitar alimento gorduroso e outro alimento alimento difícil de digerir.

Essa classe de ervas não deve ser consumida por pacientes com dificuldade de deglutição, asma, tosse, tuberculose pulmonar, aneurisma, arteriosclerose, hipertensão ou doença cardíaca. Pacientes jovens e idosos, mulheres grávidas e pacientes fracos também devem evitá-la.

8. CLASSE DE ERVAS PARA INDUZIR OS MOVIMENTOS INTESTINAIS

As ervas nessa classe, tais como ruibarbo, são mais comumente usadas para tratar constipação. Entretanto, muitas outras doenças também podem ser tratadas por ela, de acordo com dois princípios de tratamento na Medicina Chinesa.

Um princípio de tratamento declara que sintomas que ocorrem na região superior do corpo podem ser tratados induzindo movimentos intestinais. Conseqüentemente, a inflamação dos olhos, ouvidos, nariz, boca e pele e acne facial podem ser tratadas por essa classe de ervas já que a constipação ou os movimentos intestinais pobres também são indicados. O outro princípio de tratamento declara que quando os movimentos intestinais uniformes são obstruídos, a dor abdominal e a inchação podem ocorrer. Esses sintomas podem ser tratados por essa classe de ervas já que a constipação ou os movimentos intestinais pobres também são indicados.

É importante notar que induzir os movimentos intestinais é uma medida temporária no tratamento da condição aguda.

9. CLASSE DE ERVAS PARA PROMOVER A DIGESTÃO

Essa classe de ervas é usada para tratar indigestão, inchaço do estômago, inchaço abdominal, eructação, náusea, vômito, dor abdominal, diarréia e falta de apetite. Como uma regra geral, os sintomas a serem tratados por essa classe de ervas devem ser devido à indigestão. O pilriteiro chinês é uma erva desta classe.

Algumas vezes pode ser necessário usar essa classe de ervas com a classe de ervas para regular a energia (Classe 11), porque a indigestão e a circulação energética pobre estão freqüentemente associadas uma a outra. Quando as ervas para promover a digestão não resolvem o problema, também pode ser necessário induzir movimentos intestinais, mas ambas as ervas para promover a digestão e as ervas para induzir os movimentos intestinais (Classe 8) podem apenas ser usadas temporariamente, como nenhuma delas contribuirão para a saúde a longo prazo do paciente.

10. CLASSE DE ERVAS PARA SUPRIMIR A TOSSE E REDUZIR O CATARRO

Essa classe de ervas pode desempenhar duas funções simultaneamente, isto é, suprimir a tosse e reduzir o catarro. Entretanto, é freqüentemente usada também para tratar asma, tuberculose do nódulo linfático, bócio, epilepsia e convulsões. Essa classe de ervas é dividida em três subclasses: primeira, ervas para reduzir o catarro quente (incluindo *dichroa* antipirética, "snake gourd" e bulbo fritilária gavinha folhosa); segunda, ervas para suprimir a tosse e aliviar a asma (incluindo fruta "momordica", damasco doce, ranúnculo de zuccarini e *cynanchum* branco); e terceira, ervas para reduzir o catarro frio (tais como estramônio). O catarro quente aparece amarelado, enquanto o catarro frio aparece branco.

As ervas para reduzir o catarro quente são freqüentemente usadas para tratar tuberculose do nódulo linfático e bócio; as ervas para reduzir o catarro frio são freqüentemente usadas para tratar sensação dolorosa nas articulações, como na artrite; e ervas para suprimir a tosse e aliviar a asma são freqüentemente usadas para tratar bronquite, asma brônquica, tosse crônica, tuberculose pulmonar e traqueíte.

Já que exitem muitas causas diferentes de catarro, a causa precisa deve ser determinada a fim de tratá-la efetivamente. Uma tosse com eliminação de sangue não deve ser tratada por grandes dosagens de ervas desta classe a fim de evitar sangramento adicional. Uma tosse associada com resfriado comum deve ser tratada por essa classe de ervas com a classe de ervas para induzir a transpiração (Classe 1).

11. CLASSE DE ERVAS PARA REGULAR A ENERGIA

A energia é um conceito muito fundamental na Medicina Chinesa, freqüentemente comparada com o sangue. A energia no corpo circula do mesmo modo que o sangue circula, e conforme o sangue, a energia pode circular muito lentamente, muito rapidamente, ou irregularmente. Quando a energia está no sentido ascendente, pode causar soluços e vômito; quando está no sentido descendente, pode causar prolapso do ânus, útero ou estômago. Quando a energia flui muito lentamente, pode causar dor torácica e depressão. A classe de ervas para regular a energia é usada para fazê-la circular uniformemente no corpo, e uma delas é o jasmim amarelo.

As enfermidades freqüentemente tratadas por essa classe de ervas incluem dor torácica, lombar, abdominal, vômito, soluços, prolapso do ânus, útero, estômago, dor menstrual, enterite e bronquite aguda.

Entretanto, as ervas nessa classe caminham muito rápido no corpo, deste modo, podem gastar uma grande quantidade de energia, não diferente de um carro que corre rapidamente gastando uma grande quantidade de gás e óleo. Por essa razão, essa classe de ervas não deve ser usada por um período prolongado de tempo.

Os chineses classificam a energia como *Yang* e o sangue como *Yin*. São irmã e irmão, com energia como irmão e sangue como irmã, e caminham no corpo de mãos dadas. A fim de assegurar que caminhem juntos uniformemente, as ervas para regular a energia e as ervas para regular o sangue (Classe 12) são freqüentemente usadas juntas.

12. CLASSE DE ERVAS PARA REGULAR O SANGUE

Essa classe de ervas pode regular o sangue em modos diferentes, que é o porquê dela ser dividida em duas subclasses: primeira, ervas para promover a circulação sangüínea (incluindo agripalma siberiana e amaranto duplamente dentado); e segunda, ervas para interromper o sangramento (incluindo agrimônia e pseudo-ginseng).

Quando o sangue deixa de circular uniformemente, um resultado mais importante pode ser a coagulação sangüínea, que é responsável por muitas enfermidades. Por exemplo, a coagulação sangüínea pode causar a supressão da menstruação, dor menstrual, dor abdominal após o parto e dor torácica. Fatores externos também podem resultar em coagulação sangüínea, tais como lesões de acidente automobilístico, queda de um lugar alto, ou levantamento de um objeto pesado de maneira imprópria. Algumas pessoas apresentam dor torácica, por exemplo, muito depois de um acidente, que poderia ser devido a uma coagulação sangüínea causada pelo mesmo. Já que a coagulação sangüínea ocorre em muitas doenças, incluindo tromboangiíte obliterante, doença cardíaca coronária e eritema nodoso, as ervas nessa classe podem ser efetivas nos seus tratamentos. As ervas para interromper o sangramento são usadas para tratar sangramento de vários tipos, incluindo vômito de sangue, sangramento nasal, eliminação de sangue do ânus, sangue na urina, sangramento vaginal e sangramento de causas externas.

13. CLASSE DE ERVAS PARA RECOBRAR A CONSCIÊNCIA

Desfalecimentos repentinos ocorrem freqüentemente em pacientes com apoplexia ou epilepsia, e com aqueles que sofrem de convulsões ou febre alta. Na apoplexia, por exemplo, a fim de despertar um paciente que tenha desfalecido, pode ser necessário administrar a erva pela mão, que é uma razão pela qual essa classe de ervas está disponível em comprimidos e pó.

Existem dois modos diferentes de sofrer por perda de consciência: um é chamado de "tipo fechado" e o outro é chamado de "tipo prolapso", e cada um deve ser tratado diferentemente. Quando um paciente desfalece com mãos fechadas, maxila travada, respiração difícil e pulso forte é um tipo fechado e deve ser tratado por ervas desta classe, tais como benjoim. Mas quando um paciente desfalece com mãos abertas, aparência pálida e pulso fraco é um tipo prolapso, que deve ser tratado com ginseng, uma erva da Classe 16.

14. CLASSE DE ERVAS PARA REDUZIR A ANSIEDADE

Essa classe de ervas é freqüentemente usada para tratar insônia, sonho excessivo, esquecimento, palpitações, epilepsia, convulsões, tontura, depressão, suores noturnos, transpiração excessiva e peito congestionado. A semente de árvore-da-vida oriental pertence a essa classe de ervas. Entretanto, quando essas enfermidades são devido à deficiência sangüínea, devem ser tratadas por essa classe de ervas com a classe de ervas para tratar deficiência sangüínea e também recomendar-se como tônicos sangüíneos (Classe 16).

15. CLASSE DE ERVAS PARA CESSAR OS MOVIMENTOS INVOLUNTÁRIOS

Os movimentos involuntários são freqüentemente manifestados como um abalo da cabeça ou das mãos, ou contração muscular, como observado na apoplexia. O tubérculo da gastrodia elevada pertence a essa classe de ervas. As ervas desta classe são freqüentemente usadas com ervas de outras classes, porque os pacientes freqüentemente com problemas de movimentos involuntários também apresentam outros sintomas. Por exemplo, quando um paciente também sofre de insônia e palpitações, a classe de ervas para reduzir a ansiedade (Classe 14) deve ser usada na combinação.

16. CLASSE DE ERVAS PARA CORRIGIR DEFICIÊNCIAS

Essa classe de ervas desempenha um papel fundamental na Medicina Chinesa, e sua função principal é tornar o corpo mais forte. Na terminologia da Medicina Ocidental, essa classe de ervas poderia ser chamada de classe de ervas para intensificar a função imune do corpo, mas existe uma diferença básica entre as abordagens chinesa e ocidental nessa associação. Os cientistas ocidentais acreditam que se alguma coisa pode intensificar a função imune do corpo, deve ser bom para todos, mas é mantido na Medicina Chinesa que o corpo pode ser fortalecido apenas de acordo com a natureza de sua fraqueza. Uma pessoa pode ser forte em certas considerações e fraca em outras, e é essencial determinar exatamente quais os aspectos fracos de cada indivíduo antes que essa classe de ervas possa ser usada efetivamente.

Na Medicina Chinesa, quando uma pessoa tem uma fraqueza, é chamada de uma "deficiência". Existem quatro tipos de deficiências: deficiência de energia, que significa energia baixa; deficiência de *Yang*, que significa rins fracos em geral e capacidade sexual baixa em particular; deficiência sangüínea, que significa escassez ou qualidade precária de sangue; e deficiência de *Yin*, que significa escassez de fluidos corpóreos.

Essa classe de ervas é dividida em quatro subclasses baseada nos quatro tipos de deficiência. A primeira subclasse consiste de ervas para tratar deficiência de energia, que são chamadas de tônicos energéticos.O ginseng chinês, inhame chinês, alcaçuz, ervilhaca de leite membranosa e tâmara vermelha pertencem a essa subclasse. A segunda subclasse consiste de ervas para tratar deficiência de *Yang*, que são chamadas de tônicos *Yang*. Cuscuta, casca de *Eucommia*, "longspur epimedium", raiz de morinda, semente de cama de cobra, lótus branca e cardo pertencem a essa subclasse. A terceira subclasse consiste de ervas para tratar deficiência sangüínea, que são chamadas tônicos sangüíneos."Danggui", rehmannia glutinosa e tubérculo de "multiflower knotweed"pertencem a essa subclasse. E a quarta subclasse consiste de ervas para tratar deficiência de *Yin*, que são chamadas tônicos *Yin*. Lírio, vinha de matrimônio, "sealwort", sésamo, "tremella", árvore de cera e peônia branca pertencem a essa subclasse.

As ervas para tratar deficiência de energia são efetivas para falta de ar, asma, fadiga, peso corpóreo baixo, falta de apetite, indigestão, diarréia, inchaço abdominal, inchaço, prolapso do útero, ânus e estômago. As ervas para tratar deficiência de *Yang* são efetivas para lumbago, membros frios, micção freqüente, impotência, emissão seminal, diarréia crônica, dor abdominal, infertilidade e visão embaçada. As ervas para tratar deficiência sangüínea são efetivas para palpitações, esquecimento, insônia, cefaléia, tontura, zumbido, menstruação irregular, contração muscular, opistótonos, suores noturnos e diabetes. As ervas para tratar deficiência de *Yin* são efetivas para tosse crônica, suores noturnos, emissão seminal, rouquidão, sede constante, dor de garganta crônica, tosse seca, transpiração excessiva, lumbago, visão embaçada, zumbido e diabetes.

De acordo com um relatório publicado em 1983 pela "Chinese Academy of Medical Science", essa classe de ervas pode ser efetivamente usada no tratamento de traqueíte crônica, aterosclerose, doença cardíaca coronária, glomerulonefrite, hipertireoidismo, gastrite atrófica crônica, hepatite B, artrite reumatóide, lúpus eritematoso, escleroderma, doença com pulso irregular, doença de Behçet, tumores, transplantação orgânica e envelhecimento, bem como na prevenção do resfriado comum.

17. CLASSE DE ERVAS PARA CONTRAIR E OBSTRUIR OS MOVIMENTOS

Contrair significa retesar, conseqüentemente fazer movimentos mais difíceis, e obstruir significa retardar os movimentos tornando a passagem mais difícil. Essa classe de ervas é dividida em duas subclasses. A primeira subclasse consiste de ervas que podem contrair e obstruir o movimento do sêmen nos homens e de micção (tal como rosa "cherokee"). A segunda subclasse consiste de ervas que podem contrair e obstruir movimentos intestinais (tais como lírio de água). As ervas que podem contrair e obstruir o movimento do sêmen nos homens e da micção são usadas para tratar ejaculação precoce durante a relação sexual, emissão seminal, enurese e micção freqüente. As ervas que podem contrair e obstruir os movimentos intestinais são na maior parte usadas para suspender a diarréia.

Entretanto, essa classe de ervas é apenas usada para lidar com esses problemas sintomaticamente, que significa que não pode ser usada como uma cura fundamental. Por exemplo, quando ocorre a diarréia, essa classe de ervas deve ser usada apenas quando a causa real disso não pode ser identificada; de outra maneira, o tratamento herbal deve ser dirigido para a causa. Se a diarréia é causada por indigestão, deve ser tratada pela classe de ervas que promove a digestão (Classe 9); se é causada por sensações frias no intestino, deve ser tratada pela classe de ervas que aquece o corpo (Classe 4).

18. CLASSE DE ERVAS PARA EXPELIR OU DESTRUIR OS PARASITAS

Os parasitas podem causar dor abdominal intermitente, vômito de vesículas, bruxismo, falta de apetite, fome doentia, adoração por alimentos estranhos, prurido no ânus ou no nariz ou nos ouvidos, tez esbranquiçada ou amarelada e inchaço por todo o corpo. Tais problemas devem ser tratados por essa classe de ervas de acordo com os tipos de parasitas envolvidos.

As ervas para expelir ou destruir os parasitas devem ser administradas de estômago vazio, deste modo, produzirão efeitos mais fortes nos parasitas. O paciente que consome tais ervas deve descansar bem e evitar alimentos gordurosos,e após os parasitas terem sido expelidos, deve tomar alguns tônicos (Classe 16) para facilitar recuperação recente.

Essa classe de ervas não deve ser administrada para mulheres grávidas, pacientes jovens ou fracos e pacientes com febre alta ou dor abdominal aguda.

19. CLASSE DE ERVAS PARA ÚLCERAS E TUMORES

Os chineses desenvolveram três estratégias básicas contra úlceras e tumores. A primeira estratégia é auxiliar o sistema imune do paciente, particularmente se o paciente é fraco ou velho; deste modo, o corpo pode repelir a doença. A segunda estratégia é atacar as úlceras e tumores clareando o calor tóxico no corpo. E a terceira estratégia é ter a certeza de que o sangue e a energia estão circulando proporcionalmente.

As ervas para auxiliar o sistema imune estão apresentadas na Classe 16, as ervas para promover a circulação sangüínea estão apresentadas na Classe 12 e as ervas para promover a circulação energética estão apresentadas na classe 11. As ervas que atacam úlceras e tumores clareando o calor tóxico estão nesta classe e são completamente fortes, devendo ser usadas com grande cuidado.

Essa classe de ervas é dividida em seis subclasses. A primeira subclasse consiste de ervas para reduzir o calor, agindo contra efeitos tóxicos, e curar o inchaço. A segunda subclasse consiste de ervas para reduzir o calor, beneficiar o metabolismo de água e remover a umidade. A terceira consiste de ervas para remover o catarro e dispersar coagulações. A quarta consiste de ervas para transformar o catarro e amaciar a dureza. A quinta consiste de ervas para abrir as passagens dos meridianos e ativá-las. E a sexta consiste de outras ervas variadas para úlceras e tumores.

20. CLASSE DE ERVAS PARA APLICAÇÕES EXTERNAS

As ervas nesta classe são usadas para furúnculos, carbúnculos, fraturas e sangramento devido a lesões externas. Tais ervas podem agir contra efeitos tóxicos, curar inchaço, remover pus e aliviar a dor. Embora algumas dessas ervas também possam ser consumidas internamente, a maioria delas é tóxica e deve ser ingerida cautelosamente.

Essa classe de ervas é dividida em seis subclasses. A primeira subclasse consiste de ervas para destruir os vermes e agir contra efeitos tóxicos. A segunda consiste de ervas para curar inchaço, dispersar coagulações e amaciar a dureza. A terceira consiste de ervas para expelir o pus e converter a cárie. A quarta consiste de ervas para ativar o sangue e remover o vento (para mais detalhes sobre os efeitos da enfermidade do vento, ver págs. 16 a 19). A quinta consiste de ervas para interromper o sangramento através de efeitos constritivos. E a sexta é constituída de outras ervas variadas para aplicação externa.

2

A Visão Chinesa das Causas de Doenças

O que causa a doença? Na Medicina Ocidental, germes e vírus são os principais acusados. Mas na Medicina Chinesa, as causas de doenças são divididas em três categorias básicas: primeira, causas externas, que incluem seis energias atmosféricas (isto é, vento, frio, calor de verão, umidade, secura e fogo); segunda, causas internas, que incluem sete emoções (isto é, alegria, raiva, preocupação, reflexão, tristeza, medo e choque); e terceira, duas outras causas que não são internas nem externas, fadiga e alimentos. Como sabemos que tais fatores causam doenças? Nosso conhecimento a respeito deste assunto não se baseia em pesquisas laboratoriais, mas em experiência comum. Por exemplo, sabemos por experiência que ficaremos doentes quando estivermos constantemente expostos ao vento ou frio ou calor de verão, ou quando estivermos extremamente fatigados, ou quando constantemente comermos em demasia.

Essas causas de doenças são muito familiares para todos nós, mesmo que não prestemos atenção a elas. Uma mãe, por exemplo, irá raramente perguntar a uma criança resfriada aonde ou quando ela pegou o vírus, mas preferivelmente quando esqueceu de vestir roupas quentes ou se ela se manteve quente na cama a noite anterior. Não podemos ver germes ou vírus a olho nu, mas sabemos que sob certas cirunstâncias estamos mais prováveis de ficarmos doentes, e esse conhecimento baseia-se em experiência comum. Desde que a Medicina Tradicional Chinesa tem crescido na experiência humana comum há mais de 2.000 anos, germes e vírus são vistos desempenhar nenhum papel nas causas de doenças; em vez disso, o foco principal está em outros fatores familiares na experiência comum.

VENTO

Como o vento causa doença? O vento é um fenômeno natural na atmosfera; é ar em movimento, e precisamos dele para manter boa saúde. Quando sentimos calor, por exemplo, precisamos de vento para nos refrescarmos, e deixamos nossas janelas abertas de propósito no verão porque precisamos de ar fresco que o vento soprará. Portanto, como uma energia atmosférica natural, o vento é essencial para a saúde humana; mas, dependendo das circunstâncias, o vento, como outros, pode ser benéfico ou nocivo para nossa saúde. Quando o vento causa doença, obviamente torna-se nocivo para o corpo humano, e na Medicina Chinesa, quando isso acontece, o vento é considerado como energia atmosférica hostil que deve ser evitada.

As seis energias atmosféricas são chamadas energias hostis quando causam doença e estão em oposição à energia no corpo, que é chamada energia corpórea. Por isso, na Medicina Chinesa, a doença é o resultado de um combate entre energias hostis e energia corpórea, não diferindo do combate entre germes ou vírus e o sistema imune na Medicina Ocidental.

Como sabemos que uma doença específica é causada pelo vento? Por esses anos, os médicos chineses analisaram a natureza do vento muito cuidadosamente e descobriram várias características distintas do vento para serem ligadas com certos sintomas e doenças.

O vento é a energia atmosférica dominante na primavera, mas ocorre em todas as estações. Existe vento morno na primavera, quente e úmido no verão, fresco e seco no outono e frio no inverno. Já que o vento ocorre virtualmente em todas as estações, é um amigo de outras energias atmosféricas e, como tal, pode associar-se com outros para causar doenças. Por exemplo, vento e frio freqüentemente se associam para causar o resfriado comum e a gripe, e tais enfermidades são chamadas " frio de vento" em chinês. O vento e a umidade freqüentemente associam-se para causar artrite e reumatismo, e tais enfermidades são chamadas "umidade de vento". E o vento e a secura freqüentemente associam-se para causar tosse e garganta secas, que são chamadas "secura de vento". Já que o vento ocorre em todas as estações e pode associar-se com outras energias hostis para causar doenças os chineses acreditam que o vento é a causa primária da doença. Existem três circunstâncias específicas sob as quais as pessoas são mais suscetíveis ao ataque de vento: quando estão expostas ao vento enquanto transpiram, apenas levantando-se da cama ou logo depois de tomar um banho.

O vento é a energia hostil *Yang*. É da natureza de *Yang* mover-se no sentido ascendente e permanecer no alto; deste modo, se você quer evitar o vento em dias tempestuosos, deve permanecer tão escondido quanto possível. O vento freqüentemente ataca a região superior do corpo, causando tais sintomas como cefaléia, garganta irritada, ou tosse, que são sintomas comuns do resfriado. Quando o vento ataca a cabeça causando cefaléia, é chamado de "vento de cabeça" em chinês. Existe um tipo de edema que envolve a cabeça e a face, e especialmente a área abaixo dos olhos, que é chamada "vento de rim", porque é devido ao vento que ataca os rins. O edema severo na parte superior do corpo é chamado "água de vento", porque é causado pelo vento carregando água que invade a região superior do corpo. Um tipo de doença chamada erisipela que é caracterizada pela inflamação e inchaço da face com dificuldade em abrir os olhos é chamada de "vento de cabeça maior", porque é causada por um ataque maior do vento. Uma doença de pele conhecida como vitiligo que é caracterizada por manchas brancas na cabeça é chamada "vento de manchas brancas", porque é causada pelo ataque variado de vento e umidade.

Já que o vento é uma causa dominante do resfriado comum, pessoas que sofrem de resfriado comum ou de gripe freqüentemente possuem congestão nasal e tosse, que são sintomas que envolvem a parte superior do corpo. A paralisia facial é um outro sintoma comum causado pelo vento, porque a face é raramente coberta, que a torna freqüentemente exposta ao vento, e porque a face está localizada na região superior, tornando-a mais suscetível ao ataque do vento.

A natureza do vento é tal que ele move-se rápido e constantemente submete-se à mudança rápida. Quando um paciente está sob um ataque do vento, os sintomas freqüentemente movem-se de um lugar para outro e também submete-se à mudança rápida, mas raramente duram muito tempo. Por exemplo, existe um tipo de reumatismo caracterizado pela dor migratória que é causada pelo vento. Tal dor mantém uma semelhança próxima à natureza do vento; deste modo, move-se de um lugar para outro sem residir num ponto fixo. Esse tipo de reumatismo é chamado "reumatismo de vento" em chinês. Quando o vento ataca as articulações causando um tipo de artrite que as afeta virtualmente por todo o corpo, não necessariamente variada, é chamada "articulações varridas pelo vento". Um outro exemplo distinto é um tipo de prurido de pele que pode ocorrer em qualquer parte do corpo, apenas como vento que se move de um lugar para outro; é chamado "prurido de vento".

Já que o vento é ar em movimento, quando ataca o corpo, freqüentemente causa sintomas de tremor, não diferente de uma árvore agitada por ventos fortes. Quando vemos alguém sofrendo de tontura na cabeça com uma sensação de rodopiar, agitando os braços e as pernas ou com contração muscular a pessoa está mais provável de sofrer um ataque do vento. O tétano é uma doença caracterizada pela rigidez e espasmo dos músculos e trismo, e é chamada de "vento introduzindo-se no ferimento" em chinês. Quando pessoas com epilepsia têm um ataque, freqüentemente dão um grito estridente e desfalecem inconcientes. Os chineses chamam isso de "vento de bode"porque é causado por um ataque do vento e o grito é similar àquele do bode. E durante o verão, quando uma pessoa desenvolve febre alta, desejo de dormir, espasmo muscular adicional e contração, essa constelação de sintomas é chamada "vento de verão", porque é causada por um ataque variado de vento e calor de verão.

Conforme todas energias atmosféricas, quando o vento ataca o corpo, começa com a pele e então gradualmente move-se para dentro do corpo. Quando o vento causa o resfriado comum, é normalmente uma enfermidade não séria, mas se a pessoa se descuidar e deixar de tratá-lo, o vento pode continuar a penetrar no corpo para causar pneumonia com conseqüências sérias.

Existem cinco órgãos internos principais e cada um deles é particularmente suscetível ao ataque de uma energia atmosférica específica. O fígado é mais suscetível ao ataque do vento, os rins são mais suscetíveis ao ataque do frio, o coração é mais suscetível ao ataque do calor de verão, o baço é mais suscetível ao ataque da umidade e os pulmões são mais suscetíveis ao ataque da secura. Todos os órgãos são igualmente suscetíveis ao ataque do fogo.

Quando o vento ataca o fígado, normalmente não causa inflamação do fígado, conhecida como hepatite, nem causa icterícia, que também é uma forma de doença hepática. Depois do vento ter penetrado na região interna do corpo, não é mais uma energia hostil externa, mas uma interna. À medida que o vento ataca o fígado, o fígado começa a tremer, e embora não possamos vê-lo tremer, podemos observar a vítima sofrendo de sintomas de tremor, tais como tremor da cabeça e mãos, contração dos músculos, contorção dos olhos ou da boca e queda repentina. Na Medicina Chinesa, o fígado é comparado a uma árvore, com a cabeça, membros, olhos, boca e músculos vistos como suas folhas e galhos. Os chineses referem-se aos sintomas de tremor como sintomas de "vento de fígado". Tais sintomas desenvolvem-se quando o fígado está sob o ataque do vento interno.

Como tratamos doenças causadas pelo vento com ervas? O vento pode atacar o corpo em três níveis diferentes: nível superficial, nível médio e nível profundo. Cada um desses níveis envolve conjuntos diferentes de sintomas que devem ser tratados diferentemente.

Quando o vento ataca no nível superficial, alguns dos sintomas seguintes podem ocorrer: medo de vento, transpiração, congestão e corrimento nasal, prurido na garganta, tosse, cefaléia, febre num estágio tardio e exantema de pele. Entre as muitas doenças causadas pelo vento atacando no nível superficial, as mais comuns na Medicina Ocidental são: infecções do sistema respiratório superior e urticária, que é uma doença de pele caracterizada pela erupção de pústulas evanescentes pálidas com prurido severo. Tais sintomas e doenças devem ser tratados pela classe de ervas para induzir a transpiração (Classe 1).

Quando o vento ataca no nível médio, alguns dos sintomas seguintes podem ocorrer: dor migratória nas articulações e membros, rigidez aguda das articulações e membros, pescoço duro, contorção da boca e dos olhos, entorpecimento da pele facial e músculos, contração dos braços e pernas e trismo. Entre as muitas doenças causadas pelo vento atacando no nível médio, as três doenças comuns na Medicina Ocidental são: artrite reumática, paralisia facial e tétano ou trismo.Tais sintomas e doenças devem ser tratados pela classe de ervas para agir contra o reumatismo (Classe 3) e a classe de ervas para cessar os movimentos involuntários (Classe 15).

Quando o vento ataca no nível profundo, é chamado de "vento do fígado", como mencionado anteriormente, e alguns dos sintomas seguintes podem ocorrer: cefaléia, tontura, contorção da boca e dos olhos, entorpecimento dos membros, tremor da cabeça ou mãos, língua rígida ou língua inclinando-se para um lado, fala não clara ou dificuldade de falar e queda repentina. Dois distúrbios na Medicina Ocidental – hipertensão e golpe ou apoplexia – estão entre os muitos distúrbios e doenças causadas pelo "vento de fígado". Tais sintomas e donças devem ser tratados pela classe de ervas para cessar os movimentos involuntários (Classe 15), classe de ervas para corrigir deficiências (Classe 16) e classe de ervas para regular o sangue (Classe 12). Os chineses acreditam que para agir contra o "vento de fígado", é necessário tonificar o sangue e promover a circulação sangüínea. Uma frase comum na Medicina Chinesa para descrever essa estratégia é: "Quando o sangue começa a circular, o vento irá pará-lo." A deficiência sangüínea é um fator importante no ataque de "vento de fígado"; portanto, uma vez que o vento externo tenha tornado-se "vento de fígado", é importante tonificar o sangue e promover sua circulação.

FRIO

O frio é a energia atmosférica dominante no inverno. Quando o corpo está sob o ataque do frio, a pessoa apresentará aversão do frio, febre, ausência de transpiração, cefaléia e dor no corpo. Quando o frio ataca o sistema digestivo, causará movimento com grande estrondo intestinal, diarréia e dor abdominal. Os rins são mais suscetíveis ao ataque de frio, e quando estão sob o ataque, a pessoa mais freqüentemente desenvolve dor lombar inferior, pés frios, sensações de frio nos genitais e impotência.

O frio é o mais nocivo para a energia *Yang*. A energia *Yang* circula na região superficial para proteger o corpo, não diferente de soldados defendendo um país contra invasão estrangeira; a energia *Yin*, por outro lado, está situada na região mais profunda para nutrir os órgãos internos. Quando o frio ataca o corpo, a primeira vítima é a energia *Yang*. Quando a energia *Yang* está sob o ataque do frio, sensações de arrepio são causadas primeiramente, mas os poros são gradualmente bloqueados pela invasão da energia fria; deste modo, a pessoa torna-se incapaz de transpirar. Depois do frio ter anulado a energia *Yang* e ter vitoriosamente penetrado no corpo, os poros tornaram-se quase completamente interceptados devido ao frio; deste modo, o calor corpóreo não tem destino certo e conseqüentemente acumular-se dentro do corpo. O calor corpóreo acumulado é finalmente forçado a obstruir os poros bloqueados, que é o porquê da pessoa começar a transpirar profusamente nessa associação.

A natureza do frio é de contrair ou congelar. Perniose, ou inflamação produzida pelo frio, é um distúrbio de pele causada pelo frio, e os chineses chamam-na de "lesão gelada". A ulceração produzida pelo frio é caracterizada pelo congelamento da parte ou partes do corpo, particularmente o nariz, dedos e dedos do pé, e os chineses chamam-na de "carbúnculo gelado". Quando o frio ataca a superfície da pele, causa ausência de transpiração e entorpecimento da pele e faz o cabelo ficar de pé; quando ele ataca os tendões e ossos, causa tremor, espasmos e reumatismo; e quando ataca as articulações, causa artrite. Todos esses sintomas são devido à natureza de frio – isto é, pele muito fria, músculos, ossos e articulações. Já que o frio causa dor por congelamento da parte afetada, a dor sempre permanece no mesmo lugar e aparece muito severa. Conseqüentemente, o reumatismo causado pelo frio é chamado "reumatismo doloroso"em chinês. Hérnias de vários tipos são causadas pelo frio e, por essa razão, são chamadas "hérnias frias"em chinês.

O frio é claro na natureza, e como tal, freqüentemente causa sintomas claros. Por exemplo, corrimento nasal claro, um sintoma do resfriado comum, é devido ao vento e frio associando-se ao nariz, e é chamado de "frio de vento" em chinês. Tossir expelindo muco claro é devido ao frio atacando os pulmões, e é chamdo "pulmões frios"em chinês. O vômito de água clara é devido ao frio atacando o estômago, que é chamado de "estômago frio". A eliminação de urina clara, como na micção freqüente, e eliminação de fezes claras, como na diarréia, são ambas devido ao ataque de frio enquanto o corpo encontra-se num estado fraco.

Quando o frio penetra profundamente na região interna para causar doença, torna-se uma energia hostil interna e é chamada de frio interno. Este reduz o calor corpóreo; deste modo, uma pessoa terá membros frios e tez pálida, e apresentará tremor, náusea, vômito, diarréia e movimento e dor abdominal com grande estrondo, bem como perda de consciência em casos severos. Quando uma doença é causada pelo frio, o paciente sentir-se-á aliviado pelo aquecimento, tal como comer alimentos quentes ou exposição ao calor. O frio interno também pode ser causado por outros fatores, incluindo consumo freqüente de alimentos com energia fria e perda de calor interno por razões variadas, mas na maior parte aqueles associados com uma hipofunção do corpo.

Os chineses tradicionalmente dividem o frio interno em duas categorias: frio médio e frio baixo. O frio médio refere-se ao ataque da parte média da cavidade abdominal pela energia fria, que freqüentemente dão origem ao vômito de água clara, braços e pernas frios e tez pálida. O frio baixo refere-se ao ataque da parte mais baixa da cavidade abdominal pela energia fria, freqüentemente causando eliminação de grande quantidade de urina clara, diarréia, impotência, braços e pernas frios e fadiga.

Como usamos ervas para lidar com o ataque do frio? Isso depende do modo de ataque – se o frio ataca no nível superficial, na região profunda ou na região interna, ameaçando a vida do paciente.

Quando o frio apenas ataca no nível superficial, algumas das enfermidades seguintes podem ocorrer: aversão ao frio, febre sem transpiração, dor de cabeça com pescoço duro, dor no corpo, asma com tosse, dor nos ossos, dor severa numa região fixa que pode ser aliviada por aquecimento, mas intensificada pelo frio, e dificuldade em mover as partes afetadas. Um grande número de doenças na Medicina Ocidental é causada pelo frio atacando no nível superficial, tais como resfriado comum, gripe e artrite. Outras doenças na Medicina Ocidental freqüentemente provocadas pelo frio neste nível são asma brônquica, fibrosite (inflamação dos tecidos conjuntivos fibrosos) e bursite (inflamação da cavidade nas regiões das articulações). Esses tipos de enfermidades devem ser tratadas pela classe de ervas para agir contra o reumatismo (Classe 3), reduzir sensações de frio dentro do corpo (Classe 4) e induzir a transpiração (Classe 1).

Quando o frio ataca a região profunda, é um frio interno afetando os rins e o baço em particular. Em tais casos, alguns dos sintomas seguintes podem ocorrer: tez pálida, fadiga, sensações de frio (particularmente nos braços e pernas) que podem ser aliviadas pelo calor, diarréia no período matinal, dor abdominal, inchaço na região inferior dos braços e pernas e ascite (acúmulo de fluidos na cavidade peritoneal). Entre as muitas doenças na Medicina Ocidental causadas pelo frio interno estão a inflamação crônica do intestino (enterite crônica) tuberculose intestinal, inflamação crônica dos rins (nefrite crônica) e ascite cirrótica (acúmulo de fluidos na cavidade peritoneal na doença hepática). Esses tipos de sintomas e doenças devem ser tratados pela classe de ervas para corrigir deficiências (Classe 16) e a classe de ervas para reduzir sensações de frio dentro do corpo (Classe 4).

Quando o frio penetra dentro do corpo, atacando diretamente a região interna e ameaçando a vida do paciente, alguns dos sintomas seguintes podem ocorrer: tremor com frio, entorpecimento dos braços e pernas, membros frios como gelo, dor fria espasmódica, dentes cerrados, perda de consciência com o corpo tornando-se frio e rígido, respiração lenta e debilitada, ar frio vindo da boca e nariz e pele tornando-se roxa. Esses tipos de sintomas devem ser tratados pela classe de ervas para reduzir sensações de frio dentro do corpo (Classe 4).

CALOR DE VERÃO

O calor de verão é a energia atmosférica dominante no início e no meio do verão, quando as pessoas freqüentemente apresentam febre alta, sede e transpiração abundante, todos esses são sintomas quentes. Porém, mais importante, o calor de verão é especialmente nocivo para os fluidos corpóreos, como é natureza do calor de verão absorver a umidade e a água do corpo. Isso explica porque uma pessoa sob o ataque do calor de verão sentir-se-á extremamente sedenta e muito fatigada devido a uma deficiência de fluidos corpóreos, e terá boca e lábios secos, constipação devido a intestinos secos e urina escassa devido à deficiência de água no corpo. Entre os órgãos internos, o coração é o mais suscetível ao ataque do calor de verão. Quando o calor de verão ataca o coração, pode causar infecção ocular, sede, sangramento nasal e vômito de sangue, bem como uma perda de consciência em casos severos.

O calor de verão e a umidade freqüentemente associam-se para atacar o corpo. Isso não é apenas porque o calor de verão é a energia atmosférica dominante no verão e existe uma alta umidade no verão, mas porque as pessoas também tendem a consumir mais água e bebidas no verão. Quando as duas energias hostis atacam o corpo simultaneamente, os sintomas mais distintos são um peito congestionado, náusea com desejo de vomitar e falta apetite. Ataque de calor de verão e umidade freqüentemente também causam sensação de sede, mas com nenhum desejo de beber.

Um ataque de calor de verão pode ser leve ou severo. Quando o ataque é leve, os sintomas são febre, sede, transpiração, cefaléia, náusea, vômito, diarréia, eliminação de pequena quantidade de urina vermelha, fadiga, respiração escassa e sensação fatigada nos braços e pernas. Quando o ataque é severo, é chamado de insolação, e os sintomas são prostração extrema, febre alta, face vermelha, ou nenhuma transpiração ou transpiração com suores frios, delírio e colapso.

Os chineses também fazem distinção entre calor de verão *Yin* e calor de verão *Yang*, com dois conjuntos distintos de sintomas. O calor de verão *Yin* refere-se ao ataque de frio durante o verão quente, que ocorre quando as pessoas sentem calor e tentam agir contra isso expondo-se ao vento frio ou água fria ou consumindo alimentos frios em grandes quantidades. Esse tipo de ataque é chamado de ataque pelo calor de verão *Yin*, porque a energia atacante é de fato o frio, que é *Yin*, e o ataque predomina durante a elevação do calor de verão. Os sintomas comuns do calor de verão *Yin* são medo do frio, febre, nenhuma transpiração, sensações pesadas no corpo com dor, fadiga, vômito, diarréia e peito congestionado. O calor de verão *Yang*, por outro lado, refere-se ao ataque de calor de verão durante o verão quente, que ocorre quando uma pessoa trabalha várias horas ou fica muito tempo sob o sol quente. Esse tipo de ataque é chamado ataque de calor de verão *Yang*, porque a pessoa sob o ataque está em movimento, que é *Yang* na natureza, e o ataque predoina durante a elevação do calor de verão, que também é *Yang* na natureza. Por isso, esse tipo de ataque pode ser visto como duas energias *Yang* no curso de choque. Os sintomas mais comuns de calor de verão *Yang* são estresse, sede constante, dificuldade de micção, cefaléia e sensações quentes por toda parte do corpo. Ambos casos severos e leves de calor de verão, como mencionados anteriormente, se incluem nesta categoria de calor de verão *Yang*.

Como as ervas podem ser usadas para tratar um ataque de calor de verão? Existem três modos diferentes de ataque pelo calor de verão – um no nível superficial, um que causa insolação e um que está associado com umidade – e cada um deve ser tratado por ervas diferentes.

Quando o calor de verão ataca no nível superficial do corpo, alguns dos sintomas seguintes podem ocorrer: cefaléia com tontura, inchaço da cabeça, peito congestionado, náusea ou vômito, sensações quentes no corpo, sede, membros fatigados, pele seca com vermelhidão e sensações quentes, transpiração escassa ou transpiração abundante com pele fria, eliminação de pequena quantidade de urina amarelada e língua seca. Esses tipos de sintomas devem ser tratados pela classe de ervas para reduzir o calor excessivo dentro do corpo (Classe 2) e classe de ervas para lubrificar os sintomas secos (Classe 6).

Quando o calor de verão causa insolação, alguns dos sintomas seguintes podem ocorrer: febre alta, transpiração abundante ou nenhuma transpiração, sede, nervosismo, contração muscular, palpitações, desmaios, prostração extrema, delírio, colapso e pensamento confuso. Tais sintomas devem ser tratados pela classe de ervas para reduzir o calor excessivo dentro do corpo (Classe 2) e classe de ervas para lubrificar os sintomas secos (Classe 6).

Quando o calor de verão associa-se com a umidade para atacar o corpo, além dos sintomas anteriormente mencionados, causa um número de doenças na Medicina Ocidental, tais como infecções virais, inflamação do estômago (gastrite) e inflamação do intestino (enterite) no verão. Tais doenças devem ser tratadas pela classe de ervas para reduzir o calor excessivo dentro do corpo (Classe 2) e classe de ervas para reduzir a umidade no corpo (Classe 5).

UMIDADE

A umidade é a energia atmosférica dominante no fim do verão, quando as chuvas de verão tornam o solo muito úmido e o tempo mais fresco impede-no de secura tão rapidamente quanto ocorre precocemente no verão.

Quando as pessoas caminham na chuva, dormem em solo úmido, vivem num meio úmido, vestem roupas úmidas ou nadam muito, tornam-se um alvo fácil para um ataque da umidade. Qualquer sintoma com uma característica de água é causado pela umidade, tais como pústulas de pele, retenção de água com inchaço e diarréia com fezes aquosas.

Uma doença de pele conhecida como eczema que é caracterizada por lesões papulares com supuração é chamada "exantema úmido" em chinês, porque é primeiramente causado pela umidade invadindo a pele. A tosse expelindo muco aquoso, que provoca ruídos na garganta, com peito congestionado e ofegante, é chamada "muco úmido que obstrui os pulmões". O vômito de água clara com o som de água no intestino é chamado "retenção de umidade na região média"; inchaço por todo o corpo com retenção de água por toda sua parte e micção difícil, é chamada de "abundância de umidade"; e reumatismo e artrite com dor localizada são chamados de "reumatismo úmido"ou "artrite úmida". A umidade tende a atacar as articulações, porque flui facilmente nestas como água. Pacientes com reumatismo, artrite e osteoartrite (doença degenerativa da articulação) causadas por unidade freqüentemente apresentam uma piora de sintomas quando a umidade é alta.

A umidade é confusa e move-se lentamente, como oposto ao frio, que é claro na natureza e move-se mais livremente. Devido ao seu movimento lento, a umidade freqüentemente causa doenças que levam muito tempo para curar-se; a esse respeito, a umidade é o oposto do vento, que move-se rapidamente. Quando a umidade causa dor como no reumatismo e artrite, a dor sempre permanece no mesmo local e, com o passar do tempo, o inchaço ocorrerá devido a um acúmulo de umidade na região afetada. Quando a umidade causa cefaléia, sente dores obscuras na cabeça e sonolência e como se a cabeça estivesse embrulhada numa toalha molhada.

A umidade é pesada, com uma tendência a mover-se no sentido descendente para atacar a parte inferior do corpo, como oposto ao vento, que é leve, com uma tendência a mover-se no sentido ascendente para atacar a parte superior do corpo. Já que a umidade tende a atacar a parte inferior do corpo, uma pessoa sob tal ataque freqüentemente apresenta inchaço das pernas, sente que as pernas estão muito pesadas para caminhar e tem sensação do corpo inteiro afundando. A umidade e o calor freqüentemente trabalham juntos para causar todos os tipos de sintomas, incluindo eliminação de urina amarelada, micção freqüente mas difícil e corrimento vaginal com odor fétido nas mulheres. Esses sintomas são chamados "sintomas do calor úmido"na Medicina Chinesa.

Conforme outras energias atmosféricas, quando a umidade ataca o corpo, começa com a pele e então gradualmente penetra no corpo para tornar-se uma energia hostil interna. Entre os órgãos internos, o baço é mais suscetível ao ataque de umidade. Quando a umidade ataca o baço, é chamada de "baço úmido", e a pessoa pode apresentar sensações pesadas no corpo, edema, peito congestionado, falta de apetite, e diarréia crônica, e sentir-se muito preguiçoso até mesmo para falar. Quando uma pessoa tem náusea com desejo de vomitar, peito congestionado, inchaço abdominal, falta de apetite, indigestão, diarréia com eliminação de fezes aquosas e um leve ou doce sabor na boca, o estômago está sob o ataque de umidade interna. Quando a umidade ataca o intestino, causa diarréia com eliminação de fezes aquosas, que é compreensível já que a umidade é um tipo de água.

Como a umidade possui uma tendência natural para atacar a parte inferior do corpo, freqüentemente causa reumatismo e artrite nas pernas, eczema nas pernas e beribéri úmido, que é uma doença por deficiência de vitamina B_1 caracterizada por pernas e pés inchados, bem como por entorpecimento, dificuldade de caminhar, micção difícil e braços e pernas frios.

Como usamos ervas no tratamento de ataque de umidade? Existem quatro modos diferentes de ataque pela umidade – um no nível superficial, um no nível médio, um de pele e um que penetra nas regiões internas. Cada um desses modos requer curas herbais diferentes.

Quando a umidade ataca no nível superficial, alguns dos sintomas seguintes podem ocorrer: febre baixa durante período prolongado, ligeiro medo do frio, suores pegajosos, sensações pesadas na cabeça, dor nos braços e pernas, peito congestionado, eliminação de fezes aquosas, eliminação de urina abundante e sensações pegajosas na boca sem sede. Infecções virais, infecção por *Salmonella* e estágios iniciais de febre tifóide estão entre as doenças na Medicina Ocidental causadas por este tipo de ataque. Tais sintomas e doenças devem ser tratados pela classe de ervas para induzir a transpiração (Classe 1), para reduzir o calor excessivo dentro do corpo (Classe 2) e para reduzir a umidade no corpo (Classe 5).

Quando a umidade ataca no nível médio, alguns desses sintomas podem ocorrer: dor nos membros e articulações numa região fixa, inchaço das pernas, joelhos e articulações, dificuldade em virar o corpo e inchaço nas pernas. A artrite reumática é uma doença na Medicina Ocidental causada pela umidade que ataca no nível médio. Tais distúrbios devem ser tratados pela classe de ervas para agir contra o reumatismo (Classe 3) e classe para reduzir a umidade no corpo (Classe 5).

Quando a umidade ataca a pele, é chamada de "umidade tóxica encharcando a pele", e algumas das enfermidades seguintes podem ocorrer: escabiose, vesículas de pele dolorosas e pruriente e doenças de pele caracterizadas pela presença de pus. Muitas doenças de pele na Medicina Ocidental são causadas pela umidade tóxica encharcando a pele, tais como eczema, herpes simples, impetigo (inflamação de pele com pústulas isoladas) e tinha nas mãos e pés. Tais distúrbios devem ser tratados pela classe de ervas para reduzir o calor excessivo dentro do corpo (Classe 2), bem como as ervas para reduzir a umidade no corpo (Classe 5).

Finalmente, quando a umidade penetra nas regiões internas, atacando o baço e o estômago em particular, alguns dos sintomas seguintes podem ocorrer: sensação de plenitude no estômago com falta de apetite, inchaço abdominal, eliminação de fezes moles, urina escassa, pé inchado e sensações pegajosas na boca. O edema e a asma brônquica são duas doenças comuns na Medicina Ocidental causadas pela umidade interna. Esses tipos de sintomas e doenças devem ser tratados pela classe de ervas para reduzir o calor excessivo dentro do corpo (Classe 2), para reduzir a umidade no corpo (Classe 5) e para corrigir deficiências (Classe 16).

SECURA

A secura é uma energia dominante no outono, quando existe baixa umidade na atmosfera. Portanto, as pessoas estão muito suscetíveis ao ataque de secura nessa época do ano e freqüentemente apresentam sintomas como tosse seca, garganta irritada com secura, pele seca, nariz seco, sede, urina escassa e constipação com fezes secas. Um ataque causando tais sintomas é chamado de "secura de outono" na Medicina Chinesa.

Diferente de outras energias atmosféricas hostis que atacam o corpo através da pele e músculos, a secura ataca o corpo através do nariz e boca. Por essa razão, pode afetar diretamente os pulmões; deste modo, entre os órgãos internos, os pulmões são mais suscetíveis ao ataque de secura. Uma razão do porquê fumar é particularmente nocivo aos pulmões, tornando-os secos.

Quando a secura ataca o corpo no início do outono, freqüentemente associa-se com o calor brando deixado pelo verão. Esse ataque combinado é chamado de "secura morna"na Medicina Chinesa. Os sintomas incluem febre baixa, transpiração, sede, garganta irritada, tosse, dor nas costelas, nariz seco, tosse expelindo escarro sanguinolento e eliminação de pequena quantidade de urina amarelada. Por outro lado, quando a secura ataca o corpo no fim do outono, freqüentemente associa-se com frescor, e é chamada de "secura fresca". Os sintomas incluem cefaléia, diferente do frio, tosses secas, nenhuma transpiração, congestão nasal e coceira na garganta.

A secura interna na maioria das vezes se origina de condições internas próprias do corpo, assim os chineses referem-se a esse tipo de ataque como uma "produção interna de secura". Está geralmente associado com consumo excessivo de álcool e condimentos, transpiração excessiva, vômito, diarréia crônica, sangramento excessivo e enfermidades crônicas, todas essas causam uma forte influência nos fluidos corpóreos. A secura interna causa pele seca, cabelo ressecado e quebradiço, suores noturnos, fome doentia, constipação com fezes secas, eliminação de urina escassa, sensações quentes nas narinas, visão pobre, garganta seca com lábios rachados, insônia, bem como febre leve e periódica.

Como tratamos a secura com ervas? Conforme outras energias atmosféricas, os tratamentos herbais dependem dos tipos de ataque. A secura pode atacar a nível superficial; pode atacar os pulmões; e pode ser interna.

Quando a secura ataca a nível superficial, alguns dos sintomas seguintes podem ocorrer: pele, lábios, boca, nariz, tosse, e garganta secos. Tais sintomas devem ser tratados pela classe de ervas para reduzir o calor excessivo dentro do corpo (Classe 2) e classe para lubrificar os sintomas secos (Classe 6).

Quando a secura ataca os pulmões, pode causar tosse seca, arquejo, nariz e garganta secos, sede, perda de voz, tosse expelindo sangue, presença de catarro que não pode ser expelido ao tossir facilmente e garganta irritada. Algumas doenças na Medicina Ocidental, que são causadas pela secura atacando os pulmões, são rinite atrófica (inflamação crônica da mucosa nasal, caracterizada pela garganta seca e rouquidão), bronquite e diabetes caracterizada pela sede. Tais sintomas e doenças devem ser tratados pela classe de ervas para lubrificar os sintomas secos (Classe 6) e classe para suprimir a tosse e reduzir o catarro (Classe 10).

Os sintomas associados com secura interna já foram discutidos. Para tratar esses sintomas, usar a classe de ervas para reduzir o calor excessivo dentro do corpo (Classe 2), para lubrificar os sintomas secos (Classe 6) e para corrigir as deficiências (Classe 16).

FOGO

O corpo humano precisa de fogo para manter a temperatura corpórea normal, como uma sala precisa de calor para manter-se aquecida; por isso, o fogo é essencial para a saúde humana, que é o porquê dos chineses chamá-lo de "fogo amigável". Entretanto, o fogo também pode ser uma energia hostil quando origina-se de cinco outras energias atmosféricas.

Quando o calor irrompe em chamas, torna-se fogo, e isso pode acontecer sob duas circunstâncias diferentes. Primeiro, uma pessoa pode estar sofrendo de resfriado comum com febre baixa no início; mas a febre pode prolongar-se cansativamente, e finalmente o resfriado comum desenvolve-se em meningite (inflamação das membranas da coluna espinhal ou cérebro), porque o calor que formou-se no corpo irrompeu-se em chamas. Segundo, quando uma pessoa está sob estresse por um período prolongado, pode acumular calor interno que eventualmente irrompe em chamas para causar insônia, lumbago, tosse ou asma. Quando isso acontece, os chineses chamam de "emoções transformadas em fogo", que serão discutidas em mais detalhes posteriormente.

Quando o calor de verão extremo torna-se fogo, os chineses chamam de "calor de verão transformado em fogo". Quando o frio torna-se fogo, eles chamam de "frio transformado em fogo". E quando o vento torna-se fogo, eles chamam de "vento transformado em fogo".

Quando o resfriado comum desenvolve-se em pneumonia, os chineses dizem que é devido ao "frio de vento transformado em fogo", porque o resfriado comum é causado pelo "frio de vento", e a pneumonia é causada pelo fogo. Quando uma pessoa apresenta contração dos braços e pernas, bem como espasmos musculares com ambos olhos olhando para frente, é devido ao "vento transformado em fogo". Quando uma pessoa apresenta febre, sede, transpiração profusa e face vermelha, é devido ao "calor de verão transformado em fogo". Quando uma pessoa apresenta lábios chamuscados, língua seca e falando durante o sono, é devido à "umidade transformada em fogo". Quando uma pessoa começa a tossir expelindo sangue, é devido à "secura transformada em fogo". E quando se tem língua vermelha, garganta irritada e insônia, é devido ao "frio transformado em fogo".

É da natureza do fogo queimar-se e espalhar-se rapidamente, que é o porquê de quando o fogo causa doença, os sintomas desenvolvem-se e pioram rapidamente. Tais sintomas incluem febre alta, cefaléia severa, coma, vômito de sangue e eliminação de sangue pela boca. Já que o fogo queima, os sintomas causados pelo fogo geralmente ocorrem na parte superior do corpo. Por exmplo, quando o calor do estômago é transformado em fogo, os sintomas incluem erupções cutâneas na face, olhos vermelhos e inchados e cancros na língua e boca, todos esses ocorrem na região superior.

O fogo causa problemas em ambos fluidos corpóreos e energia corpórea. Já que o fogo queima e em todas as direções, abrem-se os poros por todo o corpo, causando transpiração profusa. O fogo também pode causar sangramento, vômito e diarréia, que causam um sério problema nos fluidos corpóreos. Similarmente, o fogo é extremamente quente que acelera a velocidade do metabolismo; deste modo, corpo consumirá mais energia que o normal, que correspondentemente reduz a quantidade de energia deixada no corpo. Um exemplo típico é um hiperfuncionamento da glândula tireóide, conhecido como hipertireoidismo, no qual a velocidade de metabolismo basal é aumentada, resultando numa demanda aumentada para alimento para suportar essa atividade metabólica. O hipertireoidismo é causado pelo fogo que consome os fluidos corpóreos e a energia corpórea. Embora existam exceções, a maioria das doenças consuntivas é causada pelo fogo, incluindo hipertireoidismo, tuberculose, febre e muitas formas de câncer. Tais doenças consomem uma quantidade de fluidos corpóreos e energia corpórea que enfraquece o corpo.

O calor extremo torna-se fogo, e o fogo extremo produz efeitos tóxicos, que na Medicina Chinesa é chamado de "efeitos tóxicos de fogo"ou "fogo tóxico". Como o fogo produz efeitos tóxicos? No início, o fogo consome fluidos corpóreos para criar uma deficiência de fluidos no corpo. Com o passar do tempo, a deficiência de fluidos corpóreos pode alcançar o estágio aonde o corpo pode não mais funcionar normalmente, com o resultado de que o fogo aumenta e queima cada e toda parte do corpo.

Os sintomas causados pelo fogo tóxico são caracterizados por sensações de queimação com dor. A maioria dos casos de infecções e inflamação se inclui nesta categoria, incluindo infecções oculares, infecções renais (nefrite), infecções de garganta, inflamação dos pulmões (pneumonia), furúnculos, carbúnculos e infecções urinárias. Todas as formas de câncer nos estágios finais, porém o câncer de pulmão em particular, freqüentemente apresentam tosse, febre, dor torácica, e vômito de sangue, que são devido à presença do fogo tóxico queimando os fluidos corpóreos. A quimioterapia e a radioterapia usadas para tratar câncer freqüentemente produzem fogo tóxico no corpo, que é o porquê de muitos pacientes com câncer queixarem-se de náusea e garganta irritada e outros sintomas associados com fogo tóxico.

Embora todas as cinco energias atmosféricas possam ser transformadas em fogo para causar doença, isso pode acontecer mais prontamente quando os fluidos corpóreos estiverem em suprimento baixo, que na Medicina Chinesa é chamado de deficiência de *Yin*. Quando as cinco energias atmosféricas são transformadas em fogo devido à deficiência de *Yin*, é chamada de "fogo de deficiência". Essa é uma oposição ao fogo primariamente causado pela força das cinco outras energias atmosféricas, que é chamada de "fogo de excesso" na Medicina Chinesa. Os sintomas normalmente causados pela deficiência são suores noturnos, medo do frio e do vento, tosse expelindo sangue, esquecimento, dor de dente, garganta irritada, boca seca, garganta seca, zumbido, e insônia. Algumas doenças na Medicina Ocidental causadas por deficiência são iridociclite (íris e corpo ciliar inflamados), glaucoma primário e neuralgia do trigêmeo.

Como as ervas são usadas para tratar o fogo? Em geral, condições que são devido ao "fogo de excesso"devem ser tratadas pela classe de ervas para reduzir o calor excessivo dentro do corpo (Classe 2) e classe de ervas para induzir os movimentos intestinais (Classe 8). Além disso, cada energia hostil externa que tem sido transformada em fogo deve ser tratada adequadamente. Por exemplo, se o vento tem sido transformado em fogo, o vento deve ser tratado, e se a umidade tem sido transformada em fogo, a umidade deve ser tratada. As condições devido ao "fogo de deficiência"devem ser tratadas pela classe de ervas para reduzir o calor excessivo dentro do corpo (Classe 2) e classe de ervas para lubrificar os sintomas secos (Classe 6).

EMOÇÕES

Na Medicina Chinesa, existem sete emoções: alegria, raiva, preocupação, reflexão, tristeza, medo e choque. As sete emoções não causam doenças sob circunstâncias normais; causam doenças apenas quando se apresentam repentinamente e com grande intensidade ou por um período prolongado de tempo. Um estado emocional excessivo ou extremo pode causar um distúrbio de energia ou de fogo num órgão específico.

Freqüentemente ouvimos pessoas dizerem: "Estava preocupado em morrer." A preocupação pode causar doença, se não a morte. Por exemplo, quando nos preocupamos sobre algo, somos prováveis de perder o apetite ou sofrer de indigestão.

Num estudo conduzido na China, pacientes com neurastenia (uma enfermidade caracterizada pela fadiga crônica e insônia) foram divididos em dois grupos de acordo com o estado de suas emoções. Os pacientes que eram considerados emocionalmente estáveis foram colocados no primeiro grupo, enquanto aqueles que eram considerados instáveis foram colocados no segundo. Cerca de 97% dos pacientes no primeiro grupo recuperaram-se de suas enfermidades, enquanto apenas 5% no segundo grupo recuperaram-se durante o mesmo período de tempo.

Os chineses acreditam que as emoções estão ligadas aos órgãos internos. Na Medicina Ocidental e na psicologia similarmente, existe uma dicotomia entre o corpo e a mente, mas a mesma dicotomia não existe na Medicina Chinesa. Do ponto de vista da Medicina Chinesa, cada órgão interno é responsável por uma emoção específica, e inversamente, cada emoção age num órgão interno específico. Conseqüentemente, o coração dá origem à alegria, o fígado à raiva, os pulmões à preocupação e à tristeza, o baço à reflexão e os rins ao medo e ao choque. Em outras palavras, a alegria espelha o estado do coração, a raiva espelha o estado do fígado, a preocupação e a tristeza espelham o estado dos pulmões, e assim por diante. Inversamente, a alegria afeta o estado do coração, a raiva afeta o estado do fígado, a preocupação e a tristeza afetam o estado dos pulmões, a reflexão afeta o estado do baço e o medo e o choque afetam o estado dos rins.

A alegria excessiva é nociva ao coração, porque quando uma pessoa está muito alegre, a energia do coração tornar-se-á muito relaxada para concentrar-se, com o resultado de que a pessoa possa sofrer de insônia e esquecimento. Quando a alegria extrema é transformada em "fogo do coração", os sintomas são gargalhadas anormais, úlcera na língua e insanidade.

A raiva excessiva é nociva ao fígado, porque quando a pessoa está muito irada, a energia do fígado será acometida, causando à pessoa sofrer de sensações pesadas na cabeça e sensações leves nos pés, zumbido e surdez, cefaléia, e dor nas costelas. Quando a raiva extrema é transformada em "fogo do fígado", os distúrbios comuns são vômito de sangue, hipertensão, conjuntivite aguda, epilepsia e hipertireoidismo.

A preocupação e a tristeza excessivas são nocivas aos pulmões, porque quando uma pessoa se preocupa muito e sente-se triste por um período prolongado de tempo, a energia dos pulmões torna-se bloqueada. Como resultado, a pessoa pode sofrer de inflamação crônica da mucosa nasal (rinite crônica), asma brônquica, e inflamação do estômago (gastrite). Quando a preocupação ou a tristeza extremas são transformadas em "fogo dos pulmões", os sintomas são dor na garganta com inchaço vermelho, nariz seco, vômito de sangue, acne facial, asma, tosse e sangramento nasal.

A reflexão excessiva é nociva ao baço. Quando uma pessoa pensa muito, a energia do baço torna-se congestionada, com o resultado de que a pessoa possa sofrer de indigestão crônica e diarréia e supressão de menstruação nas mulheres. Quando a reflexão extrema é transformada em "fogo do baço", os sintomas são lábios vermelhos e inchados, feridas de cancros recorrentes, halitose, inchaço abdominal e sede freqüente.

O medo e o choque excessivos são nocivos para os rins. Quando uma pessoa está com medo e em choque, a energia dos rins torna-se desordenada, fazendo a pessoa sofrer de suores noturnos, distúrbios de micção e impotência. Quando o medo e o choque extremos são transformados em "fogo dos rins", os sintomas são gengivas sangrantes, fraqueza óssea, eliminação de urina vermelha e diabetes.

Como tratamos distúrbios causados pelas emoções? Basicamente por tônicos herbais. Quando a alegria excessiva causa prejuízo ao coração, os tônicos do coração devem ser usados para tratá-lo; quando a raiva excessiva causa prejuízo ao fígado, os tônicos hepáticos devem ser usados para tratá-lo; quando a preocupação e tristeza excessivas causam prejuízo aos pulmões, os tônicos pulmonares devem ser usados para tratá-los; quando a reflexão excessiva causa prejuízo ao baço, os tônicos do baço/pâncreas devem ser usados para tratá-lo; quando o medo e o choque excessivos causam prejuízo aos rins, os tônicos *Yang* renais e tônicos *Yin* devem ser usados para tratá-los.

Quando as emoções extremas causam fogo nos órgãos internos, devem ser tratados pela classe de ervas para reduzir o calor excessivo dentro do corpo (Classe 2), para lubrificar os sintomas secos (Classe 6), para reduzir a ansiedade (Classe 14) e para corrigir as deficiências (Classe 16).

FADIGA

Quando uma pessoa vai a uma clínica médica, pode ser aconselhada pelo seu médico a se acalmar e descansar por alguns dias se constatar que a enfermidade é devido à fadiga. Entretanto, os médicos ocidentais geralmente não estão certos sobre como exatamente a fadiga causa ou intensifica as doenças. Os médicos chineses, por outro lado, são mais específicos sobre o relacionamento entre fadiga e doença.

De acordo com a Medicina Chinesa, cinco tipos de fadiga são nocivas à saúde: usar os olhos por muito tempo é nocivo ao sangue; ficar deitado por muito tempo é nocivo para a energia; ficar sentado por muito tempo é nocivo aos músculos; ficar em pé por muito tempo é nocivo aos ossos; e caminhar por muito tempo é nocivo aos tendões.

A fadiga excessiva é particularmente nociva ao baço, causando uma doença conhecida como "deficiência do baço". Os sintomas são mãos e pés levemente frios, inchaço abdominal, peso abaixo ou acima do normal com falta de apetite, diarréia crônica, indigestão, desjo de deitar-se, náusea matinal durante a gravidez, sangramento menstrual excessivo, menstruação irregular, anemia e tez pálida.

O sexo em excesso também resulta em fadiga, e é particularmente nocivo para os rins, causando uma doença conhecida como "deficiência dos rins".Os sintomas são perda de cabelo, aborto e dor menstrual freqüentes em mulheres, lumbago, dor de dente, bruxismo, diabetes, palpitações, medo do frio, tontura, respiração, pés frios, micção freqüente, impotência nos homens e infertilidade nas mulheres e sensações de frio nos genitais.

Como usamos ervas no tratamento de fadiga? A fadiga devido ao trabalho em excesso é chamada de "fadiga de excesso" e deve ser tratada reduzindo a duração e intensidade de trabalho. Por outro lado, a fadiga devido à deficiência interna ocorre quando alguém sempre fatigado possam não estar trabalhando muito. Esse tipo de fadiga é chamada de "fadiga de deficiência". Já que o baço e os rins são dois órgãos internos mais suscetíveis ao ataque de fadiga, ambos devem ser tratados concordantemente. Quando o baço é afetado pela "fadiga de deficiência", os tônicos sangüíneo, energético, do baço-pâncreas e estomacal devem ser usados. Quando a "fadiga de deficiência" afeta os rins, os tônicos energético, *Yang* renal, *Yin* renal, hepático, e *Yin* devem ser usados.

ALIMENTOS

Como os alimentos causam doenças? As pessoas no Ocidente estão familiarizadas com a associação entre alimentos doces e diabetes, sal e hipertireoidismo e gorduras saturadas e doença cardíaca. Na Medicina Chinesa, entretanto, o alimento pode causar doença em três modos diferentes.

Primeiro, hábitos alimentares irregulares podem causar distúrbios ao sistema digestivo. Assim, a regra geral é que deve-se comer apenas quando se tem fome, beber apenas quando se tem sede e parar de comer quando estiver 80% satisfeito. Esse é o senso comum, que não requer explanação adicional.

Segundo, comer os alimentos errados sob as circunstâncias erradas pode causar ou intensificar certos distúrbios. Por exemplo, se uma pessoa come alimentos condimentados e quentes, tais como pimenta-de-caiena, cravos-da-índia e alho, enquanto tem uma febre alta, dor de garganta, constipação ou erupções de pele com lesões vermelhas, estará comendo alimentos errados sob circunstâncias erradas, porque tais alimentos intensificarão esses sintomas. E quando uma pessoa está enferma, um cardápio pode ser benéfico enquanto que outro pode ser nocivo.

Terceiro, comer alimentos que são inconsistentes com o seu tipo físico também pode causar doença, porque um alimento específico pode ser bom para um tipo físico, mas ruim para um outro. Isso significa que o valor de alimentos diferentes deve ser julgado de acordo com cada tipo físico individual. Se, por exemplo, você freqüentemente parece pálido e sente-se perturbado e fatigado, sem dúvida tem um nível energético baixo; conseqüentemente, deve evitar alimentos que possam gastar sua energia mais rapidamente, tais como cenouras, sementes de endro, alho e semente de mostarda.

3
Como Cozer e Tomar as Ervas

MÉTODOS DE DECOCÇÃO

Tradicionalmente, os chineses preparam as ervas para consumo por decocção da maneira seguinte para produzir os melhores efeitos terapêuticos.

Em primeiro lugar, o recipiente a ser usado para decocção deve ser de um material que não seja ferro ou bronze a fim de prevenir alterações químicas; geralmente, um recipiente de cerâmica é usado no lugar. Coloque as ervas no recipiente, adicione água fria apenas o suficiente para cobrir todas as ervas, e então adicione mais uma xícara; deste modo, a água estará aproximadamente cerca de meia polegada acima das ervas. Mexa um pouco e deixe as ervas embebidas na água por aproximadamente 20min. Então comece a ferver a água; assim que a água começar a ferver, reduza o fogo, tanto para manter a água em fervura como para prevenir seu esgotamento prematuro. Durante o período da decocção, o recipiente deve ser coberto e não aberto muito freqüentemente a fim de reter os constituintes voláteis de certas ervas.

Se duas ou mais ervas estão para ser cozidas juntas como numa fórmula, as ervas mais pesadas ou mais duras, tais como aquelas consistentes de madeira ou raiz, devem ser geralmente cozidas sob fogo baixo por 10 a 20min inicialmente. Desta forma, seus constituintes podem tornar-se completamente solúveis na água fervendo; experiências clínicas também mostraram que a decocção repetida de ervas pesadas para muitos tipos de usos produz bons resultados. Depois de ervas pesadas e duras terem sido fervidas por 10 a 20min, adicione as ervas aromáticas, e então as ervas muito leves, que devem ser cozidas por apenas aproximadamente 5min a fim de prevenir a evaporação de certos constituintes.

É importante notar que ao cozer algumas ervas tóxicas por muitas horas sob fogo baixo pode reduzir sua toxicidade ou eliminá-la completamente. Felizmente, como uma regra geral, as ervas tóxicas são processadas por comerciantes chineses antes de serem vendidas para lojas de ervas.

O tempo de decocção total depende das ervas que estão sendo cozidas. Por exemplo, as ervas para induzir a transpiração podem ser cozidas sob fogo alto por menos que 10min após a água começar a ferver, enquanto que as ervas para fortalecer o corpo, tradicionalmente chamadas tônicos, podem ser cozidas sob fogo baixo durante 1h.

Quando um paciente chinês pega uma prescrição de um herbanário, geralmente encaminha para uma loja de ervas para enchimento. O funcionário da loja de erva colocará as ervas em sacos de papel pequenos com instruções para os conteúdos de cada saco a ser cozido duas ou três vezes para administração oral. Normalmente, cada decocção é para ser ingerida de uma vez como uma dosagem, geralmente em 1 ou 2 xícaras, e duas dosagens são ingeridas ao dia.

MÉTODOS DE TOMAR ERVAS

Não existe melhor hora para se tomar ervas, como depende quais ervas em particular você está tomando e para que distúrbios específicos. Como regra geral, as ervas que podem transtornar o sistema digestivo e ervas para doenças oculares devem ser tomadas após as refeições. As ervas para malária devem ser tomadas 2h antes do início. As ervas para induzir o sono, como para insônia, devem ser tomadas antes da hora de dormir. As ervas para sintomas agudos podem ser tomadas em qualquer hora, enquanto as ervas para doenças crônicas devem ser tomadas de acordo com um horário fixo de forma regular. As ervas consumidas como tônicos para fortalecer o corpo devem ser tomadas antes das refeições. Além disso, certas ervas podem ser tomadas como chá muitas vezes ao dia sem qualquer horário fixo.

Os chineses dizem: "Plantas murchas florescerão e pássaros migratórios retornarão todos os anos em tempo." Quando eles aplicam esse princípio para tomar ervas, significa que estas devem ser tomadas regularmente de acordo com um horário fixo, geralmente todos os dias na mesma hora.

Quando as ervas são usadas para tratar uma doença no peito ou sobre este, devem ser tomadas após as refeições; entretanto, quando são usadas para tratar uma doença abaixo do coração, devem ser tomadas antes das refeições. Quando as ervas são usadas para tratar uma doença dos braços e pernas e dos vasos sangüíneos, devem ser tomadas de estômago vazio; mas quando são usadas para tratar uma doença dos ossos e medula, devem ser tomadas à noite e após as refeições. Certas ervas devem ser tomadas bem mornas enquanto outras são tomadas frias, dependendo da doença sob tratamento. As ervas usadas para induzir a transpiração, como para resfriado comum, devem ser tomadas bem mornas ou relativamente quentes. Depois de tomar tais ervas, o paciente deve manter-se aquecido e talvez tomar um pouco de sopa para reforçar os efeitos das ervas. Quando as ervas são usadas para tratar uma doença quente, devem ser tomadas frias; quando as ervas são usadas para tratar uma doença fria, devem ser tomadas quentes. Entretanto, certas ervas podem causar vômito se tomadas quentes; deste modo, essas ervas devem sempre ser tomadas frias.

Alguns pacientes possuem um hábito de tomar ervas com chá em consideração à conveniência, mas isso é definitivamente não aconselhável, e água morna deve ser bebida no lugar. Pela razão do chá ser obstrutivo, pode obstruir os movimentos das ervas, conseqüentemente reduzindo seus efeitos. Em segundo lugar, o chá possui uma energia fria que pode interferir na energia morna das ervas sendo tomadas. E terceiro, o chá contém cafeína e teofilina que podem excitar o sistema nervoso central. Quando as ervas para tratar insônia, por exemplo, são tomadas com chá, esses ingredientes podem cancelar os efeitos calmantes das ervas.

DOSAGENS DE ERVAS

A quantidade de ervas a ser ingerida depende dos efeitos das ervas específicas, severidade da doença sob tratamento, tipo de fórmula herbal e condições físicas do paciente. Em primeiro lugar, é importante lembrar que algumas ervas são tóxicas enquanto outras não são, e que as tóxicas devem ser tomadas em dosagens menores que as não tóxicas, e gradualmente aumentada para evitar efeitos drásticos. As ervas mais leves, tais como aquelas consistindo flores e folhas, e ervas aromáticas devem geralmente ser tomadas em dosagens menores, enquanto as ervas pesadas podem ser tomadas em dosagens maiores. As dosagens são sempre determinadas pelo peso, como oposto ao volume, das ervas.

É melhor tratar uma doença leve ou crônica com dosagens menores, e uma doença severa ou aguda com dosagens maiores. Isso é porque, de acordo com a Medicina Chinesa, a energia corpórea e a doença são dois lados opostos; em outras palavras, inimigas entre si. E numa doença leve, a doença é preferivelmente fraca enquanto a energia corpórea ainda é completamente forte; deste modo, o corpo necessita apenas de um pouco de ajuda das ervas para resistir triunfantemente ao ataque da doença. Em outras palavras, numa doença leve, a vida não está em perigo e então pode tomá-la facilmente para ganhar a batalha contra a doença; mas numa doença severa, a vida pode estar em perigo e o corpo precisa mais de assistência das ervas para resistir ao ataque da doença, que é o porquê das grandes dosagens de ervas serem requeridas.

É importante também notar que algumas ervas produzem efeitos opostos quando são usadas em dosagens menores ou maiores. Por exemplo, quando *coptidis trifolia* é usada em dosagens menores, pode fortalecer o estômago; mas quando é usada em dosagens maiores, pode secar e causar prejuízo ao estômago.

Finalmente, as condições físicas do paciente, incluindo tamanho do corpo, idade, sexo e força do corpo, devem ser levadas em consideração na determinação de dosagens. As crianças e os pacientes mais velhos devem tomar dosagens menores que pacientes fortes e de meia-idade; os pacientes mais fortes devem tomar dosagens maiores que os pacientes mais fracos; os homens devem tomar dosagens maiores que as mulheres; e as mulheres grávidas e mulheres pós-parto devem tomar dosagens menores que outras mulheres. Além disso, as dosagens maiores geralmente devem ser tomadas no inverno frio e as dosagens menores devem ser tomadas no verão quente.

4
As Ervas e Suas Lendas

Para cada uma das ervas discutidas neste capítulo, as informações nas seguintes categorias estão incluídas.

Chinês – É a romanização do nome da erva sob discussão. Normalmente chamado de *Pinyin*, também é a pronúncia chinesa do nome da erva.

Re – É o número de referência da erva, baseado na obra *An Encyclopedic Dictionary of Chinese Herbs*, compilada pela Universidade de Medicina Tradicional Chinesa Jiangsu e publicada em dois volumes pela *Shangai Scientific Technology Press* em 1977. Esta publicação relaciona mais de 5.000 ervas chinesas com seus números de referência especificados.

Nome comum – Uma erva chinesa pode ter mais de um nome comum. Entretanto, os nomes comuns citados neste livro são aqueles mais freqüentemente usados. O nome comum de uma erva não deve ser usado para propósitos de identificação.

Família – Na biologia, esta é usada para se referir a uma subdivisão maior na classificação de plantas e animais.

Nome chinês – O chinês é uma língua ideogramática, o que significa que as palavras chinesas representam idéias ou objetos, ao invés de sons falados, como no inglês. Então, quando as palavras chinesas são usadas para dar nome a uma erva, as palavras representam uma idéia ou idéias; o nome chinês de uma erva citada aqui é normalmente a tradução em inglês daquelas idéias.

Nome científico – É o nome científico ou botânico da erva que está sendo discutida.

Nome farmacêutico – É o nome farmacêutico da erva. Normalmente consiste de uma ou mais palavras – com a primeira palavra representando a parte da planta que está sendo usada como erva, e a palavra ou palavras restantes denotando a planta no total. Por exemplo, *radix ginseng* significa que a raiz da planta está sendo usada como erva, porque *Radix* significa raiz; *ginseng* refere-se à planta chamada *Panax ginseng* C. A. Mey.

Parte usada – Diferentes partes de uma planta podem ser usadas como ervas com funções diferentes, tais como folhas, raízes, caules, frutos ou sementes.

Dosagem – As dosagens indicadas são para o consumo de um dia para um adulto, quando a erva é cozida e usada como o único ingrediente. As dosagens devem ser reduzidas pela metade para crianças entre 6 e 13 anos de idade, mas para um terço para crianças entre 3 e 5 anos de idade e para um quarto para crianças com menos de 3 anos de idade.

Sabor – Uma erva pode ter sabor doce, amargo, picante, salgado, azedo, leve ou constritivo.

Energia – Uma erva pode ser fria, fresca, morna, quente ou neutra em energia.

Classe – Existe um total de 20 classes de ervas; uma certa erva pode pertencer a uma ou mais classes. (As classes estão descritas nas págs. 1 a 14.)

Meridianos – Existe um total de 12 meridianos através dos quais as ervas podem transitar após serem digeridas. Quando uma erva transita através de um meridiano, significa que a erva está agindo naquele meridiano e órgão relacionado.

Ações – É importante que as ações das ervas sejam lembradas, porque freqüentemente nos dão evidência para suas aplicações.

Indicações – São os sintomas e doenças que são tratados por uma certa erva. Entretanto, um distúrbio pode ser devido a causas diferentes, o que significa que deve ser tratado de maneira diferente; por esta razão, as ações das ervas devem ser levadas em consideração antes que as ervas sejam usadas para tratar os distúrbio nesta categoria.

Observações – Inclui informações adicionais sobre a erva em questão, inclusive experimentos modernos.

ONZE ERVAS DE LONGEVIDADE

Fruta da Cornácea Medicinal (Tâmara da Montanha Azeda, **Shanzhuyu***) e Raiz de* **Morinda** *(Que Nunca Murcha e Cai,* **Bajitian***)*

Através da história chinesa, a maioria dos imperadores chineses teve uma vida relativamente curta, parcialmente devido aos seus envolvimentos em políticas hécticas e a sua indulgência sexual excessiva. Ambas tiraram suas armas, física e emocionalmente, pelo menos do ponto de vista da

Medicina Chinesa. Entretanto, registrou-se que um imperador chamado QIAN LONG da Dinastia Manchu (1644–1911) teve a vida mais longa de todos os imperadores chineses anteriores a sua época, morrendo com 89 anos de idade. Dizia-se que o imperador QIAN LONG freqüentemente orgulhava-se dos métodos secretos que usava para atingir a longevidade e que tinha chamado a si mesmo de "imperador da longa vida".

É um fato histórico QIAN LONG ter permanecido jovem e viver uma vida longa. Dizia-se que o embaixador britânico na China naquele tempo escreveu algo a respeito em seu diário: "Quando conheci o imperador QIAN LONG, ele já tinha 83 anos de idade, mas parecia que tinha apenas 60 anos. Gozava de uma saúde perfeita e ultrapassava os homens jovens em energia e disposição." Muitos médicos chineses atribuíram a longevidade de QIAN LONG ao seu consumo regular de muitas ervas, mas mais notavelmente da fruta da cornácea medicinal e da raiz de "morinda".

A fruta da cornácea medicinal se parece com uma tâmara, tem sabor azedo e é encontrada principalmente nas montanhas, motivo pelo qual os chineses a chamam de "tâmara da montanha azeda".

Mas o que torna a tâmara da montanha azeda capaz de promover a longevidade? A história atrás disto é que as flores desta planta aparecem já em maio, mas a sua fruta não se torna madura até novembro, o que significa que leva um período maior que o de outras plantas para nutrir a fruta. Além disso, em novembro, quando a maioria das outras plantas já morreu, a tâmara da montanha azeda não apenas sobreviveu, mas os seus frutos estão elegantemente pendurados nela. O fato de levar um grande tempo para a tâmara da montanha azeda nutrir a fruta significa que a fruta deve conter um certo elemento da longa vida, e o fato de que esta planta pode resistir à agressão do frio do inverno severo significa que deve haver uma qualidade de resistência em si.

A fruta da cornácea medicinal foi usada como "ingrediente" em uma fórmula herbal chinesa famosa, chamada de "comprimidos dos oito sabores", durante o III século d.C. Esta fórmula foi usada para tratar muitos distúrbios sérios, inclusive diabetes, nefrite crônica e fraqueza sexual. Um "ingrediente real" significa que o ingrediente desempenha um papel muito importante na fórmula. Um relatório preparado pelo Instituto de Pesquisa Nacional de Pequim indica que a fruta da cornácea medicinal pode promover micção e diminuir a pressão sangüínea por muitas horas.

As que se seguem são descrições padrão modernas desta erva.

Chinês – **Shanzhuyu** (Tâmara da Montanha Azeda). 山茱萸
Re – 0370
Nome comum – Fruta da cornácea medicinal.
Família – Cornaceae.

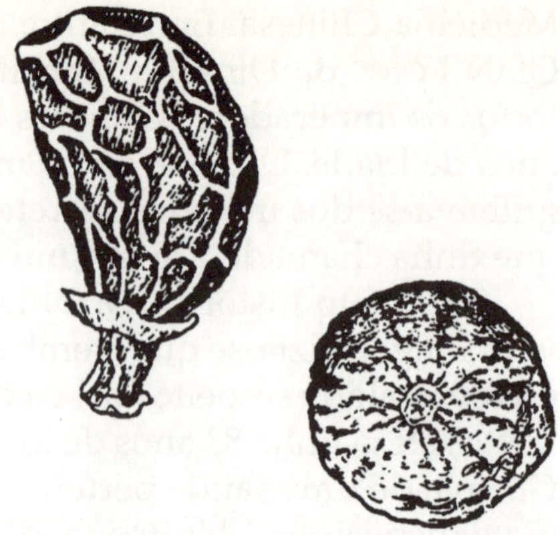

Nome chinês – Tâmara selvagem (chamada assim devido a sua forma semelhante a uma tâmara).
Nome científico – *Cornus officinalis* Sieb e Zucc.
Nome farmacêutico – *Fructus corni.*
Parte usada – Fruta.
Dosagem – 5g.
Sabor – Azedo.
Energia – Levemente morna.
Classe – Ervas para contrair e obstruir os movimentos (Classe 17).
Meridianos – Fígado e rins.
Ações – Tonificar o fígado e rins, constringir o sêmen e suspender a transpiração.
Indicações – Emissão seminal, transpiração excessiva, lumbago, tontura, zumbido nos ouvidos e insônia.

Observações – Os experimentos mostraram que *Shanzhuyu* foi eficaz ao inibir o peristaltismo gastrointestinal e na redução do açúcar do sangue. Uma vez que a erva é obstrutiva, não é recomendada para pessoas com constipação.

Shanzhuyu e *Jinyingzi*, que serão discutidas mais adiante, são ambas constritivas com efeitos de tonificação. Então, podem ser usadas para tratar emissão seminal, corrimento seminal, enurese, micção excessiva, fluxo menstrual excessivo e corrimento vaginal devido à deficiência renal.

Shanzhuyu pode ser cozida com *Renshen* (*Radix ginseng*), que será discutida mais adiante, para tratar os pacientes com sensações extremamente frias após transpiração abundante.

Para tratar insônia, frite 20g de *Shanzhuyu* rapidamente sob fogo baixo até que fique seca, moa até tornar-se pó para embeber em 5 xícaras de vinho e feche em uma garrafa. Deixe por um mês, agitando a garrafa uma vez por dia. Então coe para beber o vinho, duas vezes ao dia, de manhã e ao anoitecer. Para tratar outras doenças, cozinhe 10g de *Shanzhuyu* na água para consumo de uma maneira padrão (ver Cap. 3).

* * *

A raiz de "morinda" é chamada "que nunca murcha e cai" em chinês, porque é uma videira rasteira persistente, e "que nunca murcha e cai" significa longevidade em chinês. A raiz desta planta, que é usada para propósitos medicinais, contém vitamina C e carboidratos.

Chinês – **Bajitian** (Que Nunca Murcha e Cai) 巴戟天
Re – 1034
Nome comum – Raiz de "morinda".

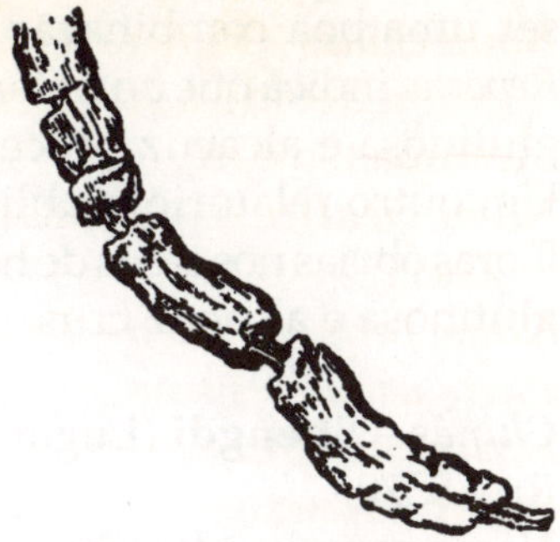

Família – Rubiaceae.
Nome chinês – Raiz de "morinda".
Nome científico – *Morinda officinalis*, How.
Nome farmacêutico – *Radix morindae officinalis.*
Parte usada – Raiz.
Dosagem – 7 a 18g.
Sabor – Picante e doce.
Energia – Morna.
Classe – Ervas para corrigir deficiências (Classe 16).
Meridianos – Rins.
Ações – Aquecer rins, fortalecer o *Yang* e os tendões e ossos.
Indicações – Deficiência de *Yang* nos rins, impotência, lumbago, tontura e zumbido nos ouvidos.
Observações – *Bajitian* é eficiente para o tratamento de impotência, lumbago e reumatismo frio-úmido devido à deficiência de *Yang* nos rins.

Rehmannia Glutinosa *(Lugar Novo, Lugar Antigo)*

Um oficial do governo chinês na Dinastia Ming (1368–1644), conhecido como prefeito Lin, dizia-se ter sido pai de uma menina aos 104 anos de idade, e acreditava-se que ele tinha o hábito de consumir *Rehmannia* glutinosa. Os chineses tinham um enigma famoso: "Visitei um lugar novo e retornei a um lugar antigo simultaneamente, que erva sou eu?" A resposta é: "Sou *Rehmannia* glutinosa." Quando a *Rehmannia* glutinosa é usada na forma crua, é chamada de "lugar novo", porque os ideogramas chineses para *Rehmannia* glutinosa crua e "lugar novo" são idênticos; mas quando a *Rehmannia* é processada por vaporização e secagem ao sol, é chamada de "lugar antigo", porque os ideogramas chineses para *Rehmannia* glutinosa processada e "lugar antigo" são idênticos. O procedimento chinês processa tradicionalmente a *Rehmannia* glutinosa crua por vaporização (10 vezes) e secagem ao sol (nove vezes) para torná-la brilhante e negra como se fosse pintada com tinta preta. Mas por que os chineses se incomodam em ir além para processá-la? Há uma boa razão subjacente aos seus esforços.

A *Rehmannia* glutinosa crua pode reduzir o calor no sangue, enquanto a processada pode tratar a deficiência sangüínea. Sendo assim, no herbalismo chinês, as formas crua e processada da *Rehmannia* glutinosa são consideradas como duas ervas inteiramente diferentes. Pertencem a duas classes diferentes e há um mundo de diferenças entre elas em termos de seus usos clínicos.

Um relatório publicado no *Chinese Medical Journal* indica que a *Rehmannia* glutinosa crua tem mostrado ser eficiente no tratamento de artrite reumática e reumatóide. A *Rehmannia* glutinosa e o alcaçuz também mostraram ser uma boa combinação. Um relatório publicado no *Medical Technology Reporter* indica que no tratamento de asma brônquica, as injeções de *Rehmannia* glutinosa e alcaçuz processados produziram resultados muito positivos. Um outro relatório, publicado no *New Pharmacological Journal,* indica melhoras óbvias nos casos de hepatite contagiosa tratada por injeções de *Rehmannia* glutinosa e alcaçuz crus.

Chinês – **Shengdi** (Lugar Novo). 生地
Re – 5370.
Nome comum – *Rehmannia* glutinosa (crua).
Família – Berberidaceae.
Nome chinês – Amarelo fresco da terra (tradução literal).

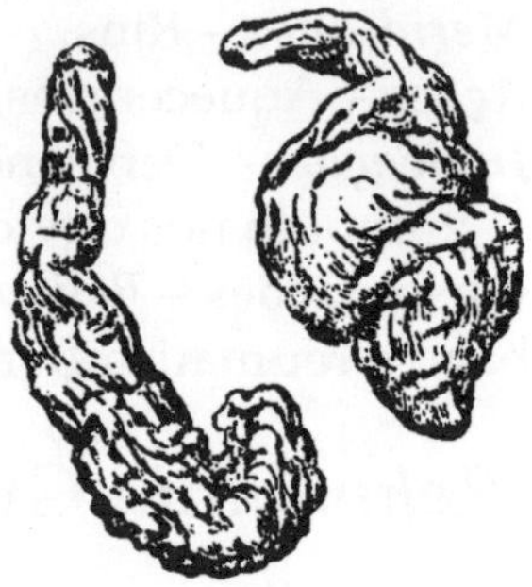

Nome científico – *Rehmannia* glutinosa Libosch.
Nome farmacêutico – *Radix rehmanniae.*
Parte usada – Raiz tuberosa seca.
Dosagem – 10 a 90g.
Sabor – Doce e amargo.
Energia – Frio.
Classes – Ervas para reduzir o calor excessivo dentro do corpo (Classe 2) e para lubrificar os sintomas secos (Classe 6).
Meridianos – Coração, fígado e rins.
Ações – Aumentar a energia *Yin* a um grau moderado, deprimir o fogo, refrescar o sangue, lubrificar o intestino e produzir líquidos.
Indicações – Dor de garganta, vômito de sangue, tosse com sangue, sangramento nasal, eliminação de urina sanguinolenta e diabetes.
Observações – Os experimentos mostraram que *Shengdi* é um tônico cardíaco e um coagulante eficientes.

Shengdi é pegajosa e contém umidade. Então, quando é cozida com outras ervas, deve ser cozida primeiramente por 10min antes de se adicionar as outras ervas.

Chinês – **Shudihuang** (Lugar Antigo). 熟地
Re – 5517.
Nome comum – *Rehmannia* glutinosa vaporizada.
Família – Scrophulariaceae.
Nome chinês – Amarelo cozido da terra (tradução literal).
Nome científico – *Rehmannia* glutinosa Libosch.
Nome farmacêutico – *Radix rehmanniae praeparatae.*
Parte usada – Raiz tuberosa.
Dosagem – 20g.
Sabor – Doce.
Energia – Levemente morna.

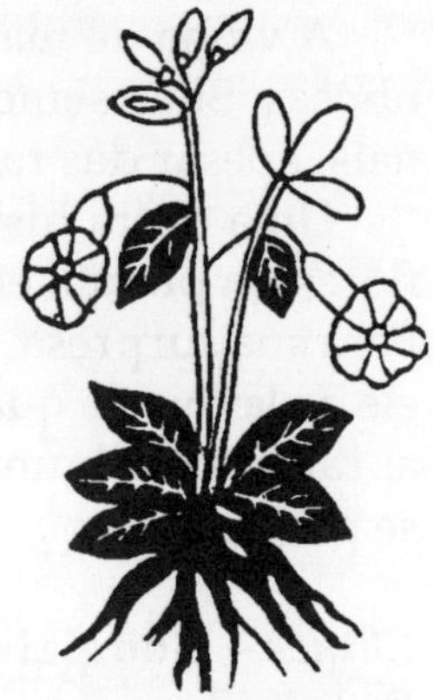

Classe – Ervas para corrigir deficiências (Classe 16).
Meridianos – Fígado e rins.
Ações – Tonificar o sangue, irrigar os rins, nutrir o *Yin* e fazer com que os cabelos grisalhos retornem à cor.
Indicações – Deficiência sangüínea, cabelos grisalhos, zumbido nos ouvidos, suores noturnos, sangramento vaginal, diabetes e emissão seminal.
Observações – Os experimentos mostraram que *Shudihuang* pode proteger o fígado e reduzir o açúcar do sangue.

Shudihuang é boa para a deficiência de *Yin* do rim com tontura e vertigem. É um tônico sangüíneo eficiente e também é eficaz para a suspensão do sangramento sangüíneo devido à deficiência de sangue, e pode então ser usada para tratar sintomas, tais como palpitações, fluxo menstrual excessivo e sangue na urina.

Vinha de Matrimônio (Semente de Haste Espinhosa, Gouqizi)

Há uma história sobre um viajante chinês que, enquanto passava por uma vila chamada Xihe, testemunhou o fato de uma jovem surrar um homem velho com cabelos grisalhos, batendo-o em sua cabeça. A jovem parecia ter entre 15 e 16 anos de idade e o homem velho entre 80 e 90 anos. O viajante perguntou à jovem porque ela estava surrando o homem velho, e ela explicou que era sua neta e que estava brava com ele por falhar em tomar suas ervas de longevidade. Era por isso que ele parecia tão velho, disse a jovem. O viajante perguntou a idade dela e ela disse que tinha 372 anos. Ao invés de surpreso, ele perguntou à jovem como conseguiu viver tanto e ela respondeu que consumia vinha de matrimônio há vários anos.

O maior herbanário da China, SHIH-CHEN LI, que escreveu a famosa obra *Outline of Materia Medica*, publicada em 1578, ressaltou em seu livro que as pessoas na vila de Nan-Qiu tinham o hábito de comer vinha de matrimônio e que uma porcentagem muito alta deles tinha uma vida longa. Um famoso poeta chinês na Dinastia Tang (618–907), conhecido pelo nome de YU-XI LIU, escreveu um poema em louvor dos maravilhosos efeitos da vinha de matrimônio, o qual dizia que mesmo a água de uma fonte próxima à planta poderia fazer com que as pessoas tivessem uma vida longa.

De fato, a vinha de matrimônio não é boa apenas para a longevidade, mas está freqüentemente associada à beleza. Por exemplo, um escritor chinês relatou que conhecia uma bela mulher de uma família saudável que fazia questão de beber o chá de vinha de matrimônio e comer as suas sementes todos os dias, motivo pelo qual dizia parecer 20 anos mais jovem do que sua idade.

A vinha de matrimônio é um arbusto que se espalha com hastes espinhosas. Suas sementes são a parte mais valiosa para propósitos medicinais, apesar das raízes desta planta serem benéficas da mesma forma.

Uma outra história relata como um erudito distribuiu algumas belas flores da planta, então sem curiosidade começou a desenterrar as raízes. Para sua surpresa, as raízes tinham a forma de dois cachorros unidos. Mas ele as lavou de qualquer maneira e as ferveu em água. Após ter ingerido as raízes por alguns dias, o erudito subitamente sentiu-se muito leve, como se pudese voar.

Chinês – **Gouqizi** (Semente de Haste Espinhosa). 枸杞子
Re – 3163.
Nome comum – Fruto da vinha de matrimônio.
Família – Solonaceae.
Nome chinês – Fruta de salgueiro de álamo tremedor (chamado assim porque sua erva é tão espinhosa quanto a de álamo tremedor, seus caules lembram aqueles de um salgueiro e sua fruta é usada).

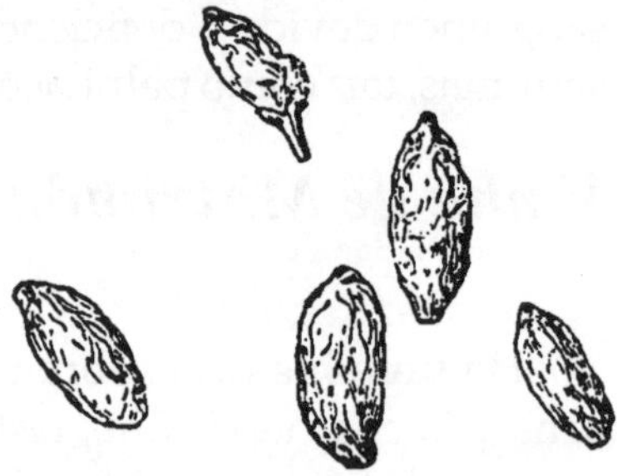

Nome científico – *Lycium barbarum* (L.)
Nome farmacêutico – *Fructus lycii*.
Parte usada – Fruto maduro.
Dosagem – 6g.
Sabor – Doce.
Energia – Neutra.
Classe – Ervas para corrigir deficiências (Classe 16).
Meridianos – Fígado, pulmões e rins.
Ações – Tonificar os rins, nutrir o fígado e o sangue e aguçar a visão.
Indicações – Deficiência de sangue com tontura e visão borrada, lumbago, emissão seminal e diabetes.
Observações – Os experimentos mostraram que *Gouqizi* pode proteger o fígado e reduzir o açúcar do sangue.

Gouqizi pode tonificar os rins. É boa para tontura, vertigem e lumbago devido à deficiência do rim, assim como para tontura e vertigem devido à deficiência do fígado. Também é boa para nutrir o fígado e aguçar a visão.

Gouqizi pode ser cozida com *Juhua* para nutrir o fígado e aguçar a visão. Esta combinação é considerada muito benéfica para pessoas que sofrem de tontura e visão borrada.

Fruta Momordica *(Fruta "Arhat"*, Luohanguo*)*

A fruta "momordica" é uma das poucas frutas que não pode ser consumida até que seja seca pelo fogo. Nos últimos séculos, a fruta foi quase exclusivamente um produto da província de Guangxi no sul da China. As pessoas desta região chamaram esta fruta de "fruta da longevidade" porque acreditavam que um consumo prolongado faria com que as pessoas tivessem uma longa vida. Diz-se que esta fruta lembra o estômago de Buda, motivo pelo qual seu nome oficial é "fruta arhat", uma vez que "arhat" refere-se ao budista que atingiu Nirvana.

A fruta "momordica" tem sido tradicionalmente usada para uma série de doenças comuns, tais como tosse com catarro, constipação, laringite crônica, rouquidão e bronquite crônica. Mas também surgiu recentemente como uma erva importante na cura e prevenção do câncer. Segundo um relatório japonês, esta fruta contém uma substância inominada que a faz ser 300 vezes mais doce que o açúcar comum. Apesar dela ser tão doce, os chineses, contudo, acreditam que é boa para diabetes.

Chinês **– Luohanguo** (Fruta "Arhat"). 羅漢果
Re – 2806.
Nome comum – Fruta de "grosvenor momordica".
Família – Cucurbitaceae.
Nome chinês – Fruta grande do companheiro.
Nome científico – *Momordica grosvenori*, Swingle.
Nome farmacêutico – *Fructus momordicae*.

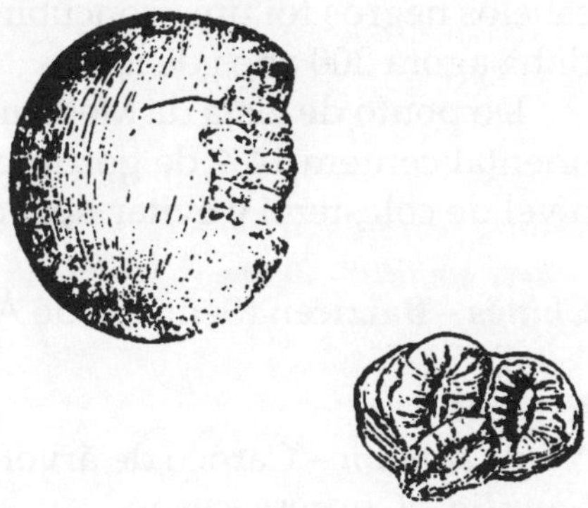

Parte usada – Fruta.
Dosagem – 10 a 16g.
Sabor – Doce.
Energia – Fresca.
Classes – Ervas para suprimir a tosse e reduzir o catarro (Classe 10) e para induzir os movimentos intestinais (Classe 8).
Meridianos – Pulmões e baço.
Ações – Limpar os pulmões e lubrificar os intestinos.
Indicações – Coqueluche, tosse com fogo de catarro e constipação devido ao sangue seco.

Semente de Árvore-da-Vida Oriental (Baiziren)

Um notório imperador chinês da Dinastia Qin (221–207 a.C.) chamava-se a si mesmo de "primeiro imperador da China", querendo dizer que, após sua morte, seu filho seria o segundo imperador e seu neto o terceiro imperador e assim por diante sem interrupção. O imperador não apenas construiu a Grande Muralha para deter possíveis invasões de estrangeiros pelo Norte, como também manteve mais de 3.000 concubinas em seu palácio para satisfazer suas fantasias. Quando morreu, seu palácio foi destruído pelo fogo e o império que construiu sofreu um colapso total. Todas as concubinas escaparam ou foram mandadas para longe do palácio pelo novo conquistador, e mais tarde uma foi encontrada na floresta.

Após esta concubina ter escapado do palácio, se escondeu na floresta, onde havia pouco para comer. Após um tempo, encontrou um senhor, que a aconselhou comer as sementes da árvore-da-vida oriental. Uma vez que não eram de sabor agradável, hesitou a princípio, mas finalmente percebeu que não tinha escolha. E então, começou a comê-las, acostumando-se gradualmente ao seu sabor. Conforme ela as ingeria desenvolvia grande força em resistir ao frio do inverno severo, assim como ao calor extremo do verão.

Não mais de um século e meio depois disso que um grupo de caçadores a encontrou na floresta; estava nua e tinha longos cabelos negros, e escapou tão rápido quanto um macaco. Os caçadores ficaram muito curiosos e correram atrás dela em perseguição. Quando finalmente a capturaram eles a questionaram e ficaram chocados ao descobrir que a mulher de cabelos negros foi uma concubina do primeiro imperador da China e que tinha agora 200 anos de idade.

Do ponto de vista da Medicina Moderna, a semente da árvore-da-vida oriental contém 14% de gordura, óleo volátil e saponina. Pode reduzir o nível de colesterol e evitar doenças cardiovasculares.

Chinês – **Baiziren** (Semente de Árvore-da-Vida Oriental). 柏子仁

Re – 3154.

Nome comum – Caroço de árvore-da-vida oriental.

Família – Cupressaceae.

Nome chinês – Caroço de cipreste lateral (chamado assim porque suas folhas são planas e crescem lateralmente).

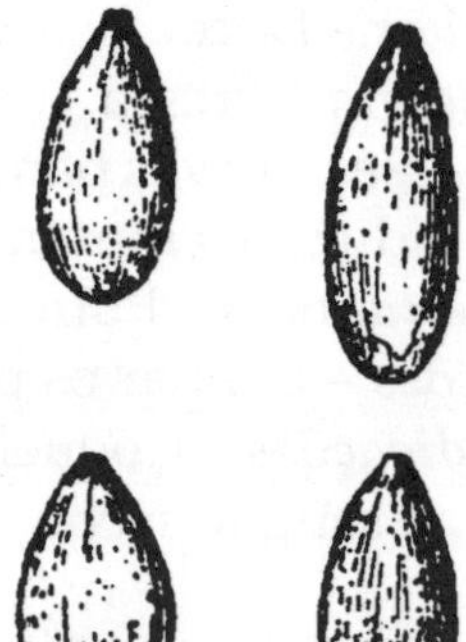

Nome científico – *Biota orientalis* (L.), Endl.

Nome farmacêutico – *Semen biotae.*

Parte usada – Caroço maduro.

Dosagem – 6g.

Sabor – Doce.

Energia – Neutra.

Classe – Ervas para reduzir a ansiedade (Classe 14).

Meridianos – Coração e baço.

Ações – Proteger o coração, suspender a transpiração, lubrificar a secura e induzir movimentos intestinais.

Indicações – Insônia, palpitações, constipação e suores noturnos.

Observações – Os experimentos mostraram que a *Baiziren* pode sedar e inibir.

Gergelim (Cânhamo de Bárbaro, Heizhima*)*

Dizia-se que uma mulher chinesa na China antiga consumiu gergelim por mais de 80 anos, o que a fez viver mais de 90 anos de idade e ainda parecer uma mulher jovem. Aos 90, ainda podia andar 300 milhas (~ 480km) ao dia e correr tão rápido quanto um cervo.

Um documento chinês relata que o gergelim pode ser fervido e transformado em comprimidos tão grandes quanto balas de projétil. Tomando-se um comprimido ao dia por um ano, você terá uma cutis brilhante. Tomando-se a mesma dosagem por 2 anos, os cabelos grisalhos irão embora; por 3 anos, os dentes perdidos irão crescer novamente; por 4 anos, você estará completamente livre de doenças; por 5 anos, você será capaz de correr tão rápido quanto um cavalo; e por toda a vida, você irá atingir a longevidade. Do ponto de vista da Medicina Moderna, o gergelim contribui para a longevidade principalmente porque contém vitamina E.

O gergelim também pode aumentar a beleza da pele, e os chineses freqüentemente fazem uso de uma combinação de gergelim e pó de arroz como uma fórmula de beleza. Primeiro, frite o gergelim em uma panela sem óleo e, após um período, adicione um pouco de água e misture cuidadosamente. A seguir, coe o gergelim e adicione um pouco de pó de arroz ao líquido do gergelim. Então leve o líquido até a fervura em fogo brando. Remova do fogo e adicione um pouco de mel ou açúcar ou outros condimentos para o paladar.

Os chineses acreditam que a pele pode se tornar bela, não por vegetais ou frutas apenas, mas também por uma quantidade adequada de óleos vegetais, em particular o gergelim. A combinação de gergelim e pó de arroz também é eficiente para o tratamento de constipação, que é um sintoma que precisa ser corrigido se a pele for se tornar bela.

O gergelim é chamado de cânhamo de bárbaro em chinês, porque se parece com um cânhamo e foi originalmente importado de um país estrangeiro na divisa oeste da China por um general chinês chamado Zhang Qian, quando foi enviado pelo imperador chinês para conquistar aquele país em 119 a.C. Deve ser salientado que os chineses consideraram todos os estrangeiros como bárbaros durante aquele período da história chinesa.

Chinês – **Heizhima** (Cânhamo de Bárbaro). 黑芝麻
Re – 4955.
Nome comum – Gergelim.
Família – Pedaliaceae.
Nome chinês – Gergelim selvagem.
Nome científico – *Sesamum indicum* (L.)
Nome farmacêutico – *Semen sesami.*
Parte usada – Semente.

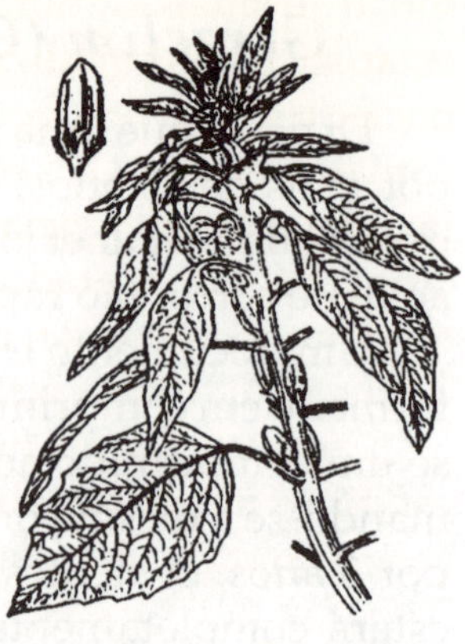

Dosagem – 3 a 12g.
Sabor – Doce.
Energia – Neutra.
Classes – Ervas para lubrificar os sintomas secos (Classe 6) e ervas para corrigir deficiências (Classe 16).
Meridianos – Fígado e rins.
Ações – Tonificar o fígado e os rins e lubrificar as cinco vísceras.
Indicações – Deficiência de fígado-rim, cefaléia, tontura, zumbido nos ouvidos, constipação e deficiência de secreção de leite nas mulheres.
Observações – *Heizhima* pode tonificar e nutrir o fígado e os rins. É uma erva eficiente para visão borrada e tontura, zumbido nos ouvidos e entorpecimento dos braços e pernas. Está associada à deficiência de *Yin* do fígado e dos rins.

Córtex da Raiz Fina de Acanthopanax *(Ginseng Espinhoso,* Wujiapi*)*

De acordo com uma história contada pelo mais famoso herbanário da China, SHIH-CHEN LI, meia dúzia de políticos chineses e eruditos anteriores a seu tempo viveram mais de 300 anos como resultado do consumo de córtex da raiz fina de *Acanthopanax* embebido em vinho de arroz, tradicionalmente conhecido como "vinho de ginseng espinhoso". As lendas deste tipo são levadas tão a sério por alguns chineses que um famoso poeta declarou que "preferia provar o vinho de ginseng espinhoso ao invés de estar de posse de uma carroça cheio de ouro.

Quando visitei a China em 1983, trouxe algumas garrafas de um líquido feito desta planta, e o rótulo dizia: "Boa para neurastenia, insônia, sonhos excessivos, esquecimento, tontura, falta de apetite, palpitação, doença cardíaca coronária, *angina pectoris,* e um consumo prolongado irá curar a leucopenia causada por fisioterapia e cromoterapia e irá retardar o envelhecimento."

Um relatório preparado pela "Seventh Shanghai Pharmaceutical Factory" dizia que dos 43 casos de leucopenia tratados com esta erva, 70,4% mostraram resultados eficientes, com um aumento nos leucócitos até o normal dentro de uma média de 2 semanas. Entre os pacientes tratados, 37 casos foram causados por quimioterapia e radiação de tumores, três casos foram causados por hiperesplenismo e outros três foram devido a outras causas. O tratamento envolveu uma administração oral de 3,6g desta erva por dia por um período de 3 a 15 dias. Também foi indicado que o tratamento mostrou melhores resultados nos casos causados por quimioterapia e, entre eles, dois casos foram submetidos a um teste de medula, que mostrou sinais significantes de proliferação. E de acordo com um relatório estatístico compilado por 10 hospitais chineses, dos 113 casos de tumor de pacientes com leucopenia causada por quimioterapia e radiação tratados com esta erva, 13,7% mostraram obviamente resultados efetivos, com uma taxa total de eficiência de 74,5%. Em outro relatório, 100 casos de traqueíte crônica foram tratados com esta erva. Os resultados mostraram melhora nos sintomas, força física e freqüência de ataque, com o efeito de aumentar a função do córtex adrenal.

O córtex da raiz fina de *Acanthopanax* vem de um arbusto com muitos espinhos finos nos galhos pequenos e pertence à mesma família do ginseng chinês, motivo pelo qual os chineses o chamam de "ginseng espinhoso".

***Chinês* – Wujiapi** (Ginseng Espinhoso). 五加皮
Re – 0767.
Nome comum – Córtex da raiz fina de *Acanthopanax*.
Família – Araliaceae.
Nome chinês – Cinco mais córtex.
Nome científico – *Acanthopanax gracilistylus* W.W. Smith.
Nome farmacêutico – *Cortex acanthopanax radicis*.
Parte usada – Córtex da raiz seca.
Dosagem – 6 a 12g.
Sabor – Picante.
Energia – Morna.
Classe – Ervas para agir contra o reumatismo (Classe 3).
Meridianos – Fígado e rins.
Ações – Remover o vento e a umidade e fortalecer os osssos e tendões.
Indicações – Reumatismo, beribéri e membros fracos.

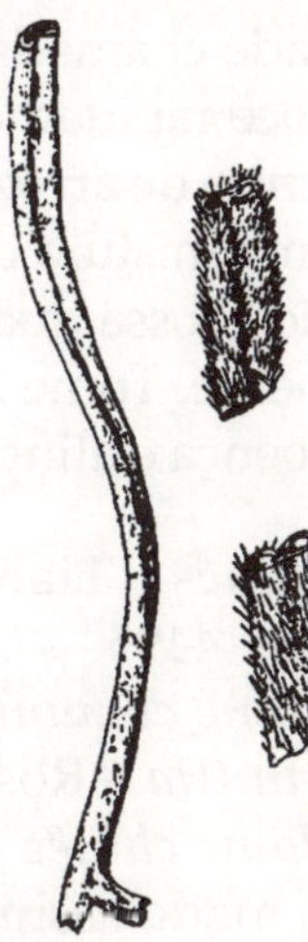

Observações – Os experimentos mostraram que *Wujiapi* é um tônico cardíaco eficiente, de maneira que pode produzir hormônios adrenocorticais e também ser uma erva eficiente para o alívio da dor e reumatismo.

Wujiapi é especialmente eficiente no tratamento do reumatismo na metade inferior do corpo devido à umidade.

Damasco Doce (Tianxingren) *e Nenúfar* (*Caroço de Cabeça de Galinha,* Qianshi)

Uma mulher de 60 anos de idade na comunidade de Wen Feng sofria de uma doença séria e estava muito obesa. Vendo que nada poderia ajudá-la, sua família começou a preparar seu funeral. Enquanto isso, um velho médico chinês da Medicina Tradicional Chinesa lhe disse para moer 450g de damasco doce e 450g de nenúfar em um pó fino e tomá-lo regularmente. Logo que terminou todo o pó, a mulher se recuperou de toda a sua doença; continuando a tomá-lo ficou livre da doença. A fruta de nenúfar se parece com a cabeça de uma galinha, motivo pelo qual os chineses a chamam de "caroço de cabeça de galinha".

Há dois tipos de caroço de damasco: caroço de damasco amargo, chamado *Kuxingren*, e caroço de damasco doce, chamado *Tianxingren*. Este é maior que o primeiro. O *Kuxingren* pode expelir o catarro, suprimir a tosse e lubrificar os intestinos, e é bom para tosse e asma com catarro abundante devido ao resfriado comum, assim como para a constipação. O *Tianxingren* pode lubrificar os pulmões, suprimir a tosse e deixar os intestinos uniformes; é melhor para uma tosse crônica ou para uma tosse seca sem catarro devido à deficiência de *Yin* dos pulmões.

Neste famoso clássico, chamado *One Thousand Ounces Gold Classic*, publicado em 682, Sun Shu Mao (581–682) apresentou uma fórmula para longevidade chamada "mistura de damasco doce". Frite 5kg de caroço de damasco doce rapidamente em fogo brando até que seque, moe em pó e o imerge em vinho de arroz. A seguir, coe e misture o líquido com 2,5kg de mel para fazer uma mistura de 7,5kg, posteriormente ferva sob fogo brando até que se torne tão grossa quanto uma geléia. Então coloque em um recipiente e sele firmemente. Tome 20 a 35g deste líquido por dosagem para se recuperar de uma doença e atingir a longevidade.

Chinês – **Tianxingren** (Damasco Doce). 甜杏仁
Re – 4495.
Nome comum – Semente de damasco doce.
Família – Rosaceae.
Nome chinês – Semente de damasco doce (chamada assim porque tem gosto doce).
Nome científico – *Prunus armeniaca*, Linne.
Nome farmacêutico – *Semen armeniacae dulcis*.
Parte usada – Semente madura.
Dosagem – 10g.
Sabor – Doce.
Energia – Neutra.
Classes – Ervas para lubrificar os sintomas secos (Classe 6) e para suprimir a tosse e reduzir o catarro (Classe 10).
Meridianos – Pulmões e intestino grosso.
Ações – Lubrificar os pulmões, expelir o catarro, suprimir a tosse e aliviar a asma.
Indicações – Tosse seca, asma e constipação.

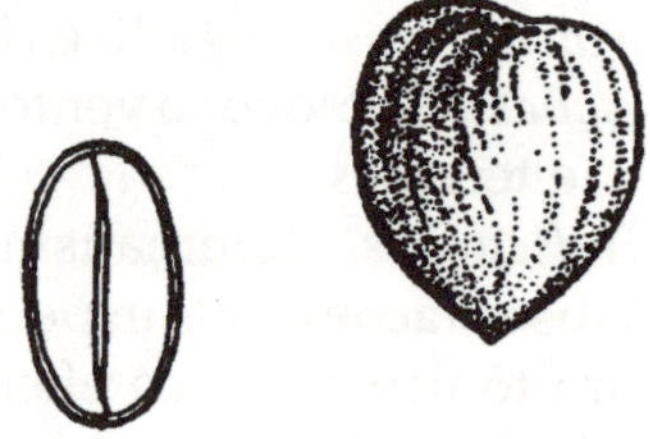

Chinês – **Kuxingren** (Damasco Amargo). 苦杏仁
Re – 2240.

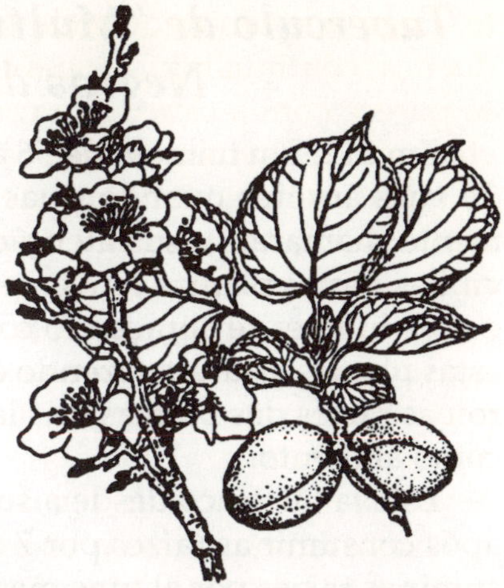

Nome comum – Caroço de damasco amargo.
Família – Rosaceae.
Nome chinês – Caroço de damasco amargo.
Nomes científicos – *Prunus armeniaca* (L.), var. *ansu* Maxim, *ptunus sibirica* (L.), *Prunus mandshurica (Maxim)* Koehne e *Prunus armeniaca* (L.)
Nome farmacêutico – *Semen armeniacae amarum.*
Parte usada – Caroço maduro.
Dosagem – 6g.
Sabor – Amargo.
Energia – Morna.
Classe – Ervas para suprimir a tosse e reduzir o catarro (Classe 10).
Meridianos – Pulmões e intestino grosso.
Ações – Suprimir a tosse, expelir o catarro, expandir os pulmões e aliviar a asma.
Indicações – Tosse no resfriado comum, asma com catarro abundante e constipação devido à exaustão de líquidos.
Observações – O damasco amargo é levemente tóxico. Contém glicosídeos ciânicos que podem suprimir a tosse. Os experimentos mostraram que é benéfico para a supressão de tosse e também para asma.

Chinês – **Qianshi** (Nenúfar). 芡實
Re – 2183.
Nome comum – Fruta gorgônea.
Família – Nymphaceae.

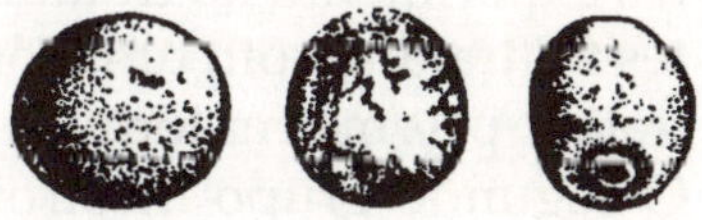

Nome chinês – Fruta gorgônea.
Nome científico – *Euryale ferox*, Salisb.
Nome farmacêutico – *Semen euryales.*
Parte usada – Caroço.
Dosagem – 6 a 10g.
Sabor – Doce.
Energia – Neutra.
Classe – Ervas para constringir e obstruir os movimentos.
Meridianos – Baço e rins.
Ações – Fortalecer o baço, beneficiar os rins, solidificar o sêmen e aliviar a diarréia.
Indicações – Diarréia devido a deficiência do baço, emissão seminal e corrimento vaginal.
Observações – *Qianshi* é obstrutiva e, sendo assim, deve ser evitada por aqueles com constipação.

Tubérculo de "Multiflower Knotweed" (Cabelos Negros de He, Heshouwu*)*

Em 812, um homem de 56 anos de idade, chamado He, estava podando suas árvores quando duas plantas alguns metros adiante repentinamente chamaram a sua atenção. Pensou que era muito estranho que duas vinhas destas plantas estivessem se cruzando como se fossem um homem e uma mulher se abraçando com amor. "Deve haver uma boa razão para estas plantas estarem fazendo este tipo de coisa", pensou. Então desenterrou as raízes das plantas e as levou para casa para cozinhá-las e comê-las como alimento.

Estava tão fraco desde a sua infância que nunca se casou. Entretanto, após consumir as raízes por 7 dias, começou a querer se casar. Após consumir as raízes por alguns meses, começou a sentir-se muito mais forte; e após um ano de consumo, seu cabelo grisalho voltou a ficar negro, deixando-o com uma aparência mais jovial. Assim, He se casou e então foi pai de um menino. Ambos, o pai e o filho, viveram além dos 130 anos de idade. Os chineses chamam o tubérculo de "multiflower knotweed" de "cabelos negros de He".

Do ponto de vista da Medicina Moderna, os efeitos do tubérculo de "multiflower knotweed" são similares àqueles do hormônio adrenocortical. Em um experimento médico, dois grupos de animais foram colocados em um refrigerador da –5°C por 17,5h; antes de serem colocados no refrigerador, um grupo foi alimentado com a erva por duas semanas. Os resultados mostraram que 32,3% dos animais no grupo alimentado com a erva morreram comparados à taxa de morte de 67,7% no outro grupo. Em outro experimento no tratamento de traqueíte crônica, um grupo de pacientes foi tratado com uma fórmula herbal padrão, enquanto outro grupo foi tratado pela mesma fórmula herbal mais tubérculo de "multiflower knotweed". O segundo grupo mostrou resultados obviamente melhores, tanto com sintomas locais e medo do vento e frio, sensações de frio nas costas e respiração curta consideravelmente melhorados.

Chinês – **Heshouwu** (Cabelo Negro do Sr. He). 何首烏
Re – 2310.
Nome comum – Tubérculo de "multiflower knotweed".
Família – Polygonaceae.
Nome chinês – Cabelo negro do Sr. He.
Nome científico – *Polygonum multiflower*, Thunb.
Nome farmacêutico – *Radix polygoni multiflori.*
Parte usada – Raiz tuberosa.
Dosagem – 10 a 25g.
Sabor – Amargo e doce.

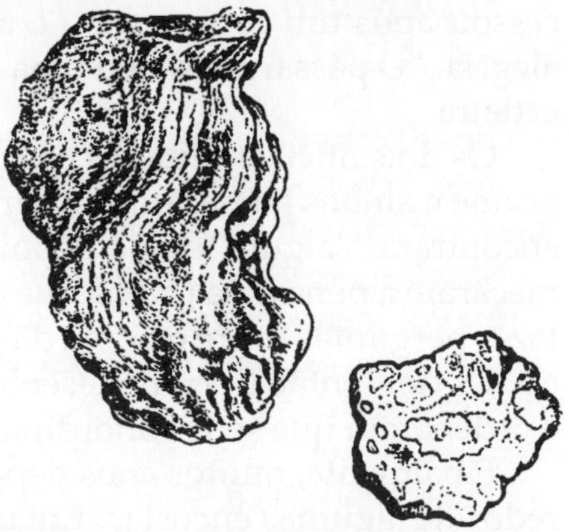

Energia – Levemente morna.
Classe – Ervas para corrigir deficiências (Classe 16).
Meridianos – Fígado e rins.
Ações – Tonificar o fígado e rins e beneficiar o sêmen e o sangue.
Indicações – Emissão seminal, corrimento vaginal, lumbago e cabelos grisalhos prematuros.
Observações – De acordo com os experimentos, *Heshouwu* pode tratar fígado gorduroso, aumentar as hemácias e reduzir a gordura do sangue.

AGRIMÔNIA (ERVA DE GARÇA DE COROA VERMELHA, *XIANHECAO*)

Num verão, dois oficiais chineses estavam fazendo uma longa viagem a Pequim para fazer um exame nacional para promoção. Vendo que o tempo estava quase acabando, apressaram sua viagem, apenas para se encontrarem em um deserto sem qualquer vilarejo à vista. Estavam com fome e sede e fisicamente exaustos, mas não conseguiram achar nem água para beber, alimento para comer e um lugar para descansar. Um dos oficiais repentinamente desenvolveu uma hemorragia nasal, que não iria parar, então seu companheiro de viagem rasgou uma folha de papel de um velho livro e a esfregou no nariz de seu amigo. Mas foi em vão, porque o sangue continuava a fluir de seu nariz.

O oficial com a hemorragia nasal disse: "Gostaria de tomar um pouco de água." "Onde possivelmente poderia encontrar água para você?" respondeu seu amigo nervoso. "Estamos em pleno deserto agora. Estamos em dificuldades horrorosas. Gostaria que alguém pudesse nos ajudar."

Naquele momento, um pássaro passou por eles com um grito estridente. O oficial com a hemorragia nasal olhou para cima e viu uma garça de coroa vermelha sobrevoando sobre sua cabeça. "Querido pássaro, gostaria que me emprestasse suas asas para voar para fora deste deserto", gritou o oficial com ambos os braços estirados e sua boca bem aberta. Chocada com o grito estridente do oficial, a garça de coroa vermelha repentinamente abriu seu bico e uma folha de grama caiu no chão. O oficial a pegou e murmurou com um sorriso: "Mesmo que você não possa me emprestar suas asas, ainda posso usar esta grama para umedecer minha boca para algum alívio." E então, pôs a grama em sua boca e começou a mastigá-la como se fosse um pedaço de goma. Estranhamente, a hemorragia nasal cessou após um certo tempo e ambos os oficiais começaram a pular de alegria. "O pássaro nos deu uma grama mágica", um deles disse por brincadeira.

Os dois oficiais chineses chegaram à capital no momento certo para o exame e ambos passaram e foram promovidos. Quando os dois oficiais se encontraram algum tempo depois, relembraram o evento no deserto e começaram a pensar na grama que cessou a hemorragia nasal. Começaram a fazer perguntas sobre o nome da grama, mas nenhum herbanário a conhecia. Os dois então fizeram desenhos da grama a partir de suas recordações e ordenaram que seus subordinados a procurassem.

Finalmente, muitos anos depois, a grama foi encontrada crescendo ao redor de algumas encostas. Era uma erva perene com longos cabelos macios por toda a planta. Descobrindo que a planta ainda não tinha nome, os oficiais a nomearam de garça de coroa vermelha.

Chinês – **Xianhecao** (Erva da Garça de Coroa Vermelha). 仙鶴草

Re – 1372.

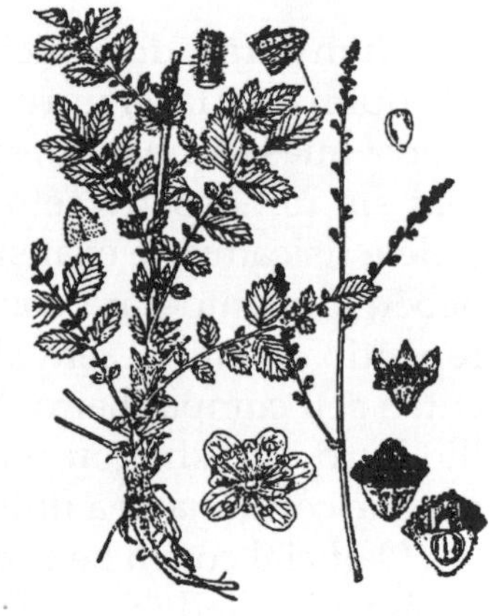

Nome comum – Agrimônia.
Família – Rosaceae.
Nome chinês – Planta da garça de coroa vermelha (tradução literal).
Nome científico – *Agrimonia pilosa,* Ledeb.
Nome farmacêutico – *Herba agrimoniae.*
Parte usada – Planta toda.
Dosagem – 30g.
Sabor – Amargo.
Energia – Neutra.
Classe – Ervas para regular o sangue (Classe 12).
Meridianos – Pulmão, baço, estômago e intestino grosso.
Ações – Constringir e suspender o sangramento.
Indicações – Vômito de sangue, tosse com sangue, hemorragias nasal e vaginal.

Observações – Uma vez que *Xianhecao* é obstrutiva, deve ser evitada por aqueles com constipação.

Os experimentos mostraram que *Xianhecao* pode aumentar e proteger as plaquetas sangüíneas e que é um coagulante eficiente e pode suspender a hemorragia (como um hemostático).

A agrimônia é uma importante erva chinesa usada para a suspensão da hemorragia e seus efeitos têm sido provados pela pesquisa moderna. Em um estudo, 20 casos de hemorragia por causas externas e hemorragias causadas por cirurgias intracranial e torácica e abdominal foram tratados pelo pó hemostático desta erva. Os resultados deste estudo mostraram que a hemorragia cessou dentro de 1 a 2min em todos os casos. Descobriu-se que a agrimônia produzida na União Soviética* contém grande quantidade de tanino e uma pequena quantidade de vitamina K_1, ambos que se acreditam serem responsáveis pelos efeitos hemostáticos da erva.

DICHROA ANTIPIRÉTICA (MONTE ETERNIDADE, *CHANGSHAN*)

Em uma montanha na China chamada Monte Eternidade, havia um antigo templo onde morava um pobre monge. Este era tão pobre que precisa caminhar até um vilarejo para implorar por comida.

Um dia o monge foi atacado pela malária e apresentou febre intermitente e calafrios uma vez por dia. Perdeu muito peso como resultado da malária e chegou a um ponto onde podia dificilmente andar. Mas o monge era tão pobre que não podia nem ao menos procurar tratamento médico.

Um dia o monge foi a um vilarejo para implorar por comida como sempre fazia, mas ainda na metade do dia ainda não havia obtido nenhum sucesso e seu estômago estava roncando como louco. O monge pensou consigo: "O que irá acontecer comigo quando a malária atacar novamente esta tarde? Como poderei suportar o ataque sem comer nada?" Com este pensamento em sua cabeça, o monge bateu em uma outra porta. Mas o pobre homem que atendeu disse: Não temos nada para alimentar a nós mesmos, então como podemos alimentá-lo? Cozinhamos algumas raízes de plantas e começamos a comê-las, mas depois todos nós começamos a vomitar. Se você está realmente com fome, pode experimentá-las." Sentindo que não tinha escolha, o monge devorou todas as raízes de plantas na mesa e saiu.

Estranhamente, o monge não vomitou nem experimentou qualquer outro desconforto. Após andar um pouco sentou-se na grama para tomar um banho de sol enquanto esperava pelo ataque da malária. Esperou por muitas horas, até o pôr-do-sol, não só a malária não atacou como também o monge sentiu-se incomumente bem e confortável.

Passaram-se alguns dias, mas a malária não o atacou. O monge estava muito excitado pela perspectiva da completa recuperação. Mas, infelizmente, um mês depois a malária recorreu.

Imaginando se haveria qualquer correlação entre comer as raízes e sua recuperação temporária, o monge correu rapidamente de volta à casa do pobre homem que lhe deu as raízes. Perguntou que raízes eram, e o homem, ainda bravo, respondeu: "Aquelas eram as raízes que meu estúpido

* Antiga União Soviética.

filho desenterrou das montanhas e que nos deixou doentes por tantos dias." "Você poderia pedir ao seu filho que me levasse às plantas?" pediu o monge.

E então, o filho do pobre homem levou o monge até a montanha onde havia abundância destas plantas crescendo no solo. A planta mostrou ser um arbusto efêmero com caules e galhos redondos, normalmente encontrada crescendo nos chãos úmidos das montanhas. O monge desenterrou as raízes e as levou para casa para cozinhá-las e comê-las. No dia seguinte, após comer as raízes, a malária não o atacou. Após continuar a comê-las por alguns dias a mais, o monge achou que estava totalmente livre da malária. Então plantou algumas em seu jardim, apenas para o caso de precisar delas no futuro.

Após tratar com sucesso sua própria doença, o monge se tornou um doutor, e muitos pacientes com malária começaram a visitá-lo e pedir ajuda. O monge tratou deles um por um, sempre com as raízes da mesma planta e sempre com os mesmos bons resultados. Posteriormente, as pessoas começaram a perguntar o nome da planta. Como ainda não tinha nome, o monge começou a dizer a seus pacientes que ela era chamada de "Monte Eternidade".

Chinês – **Changshan** (Monte Eternidade). 常山

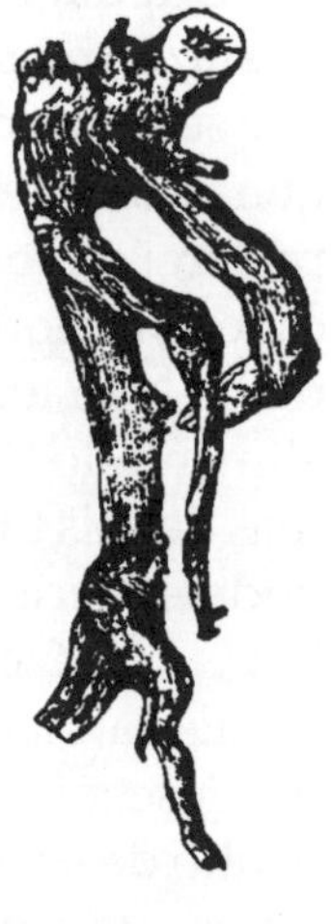

Re – 4321.
Nome comum – *Dichroa* antipirética.
Família – Saxifragaceae.
Nome chinês – Monte Eternidade.
Nome científico – *Dichroa febrifuga*, Lour.
Nome farmacêutico – *Radix dichroae*.
Parte usada – Raiz.
Dosagem – 6 a 10g.
Sabor – Amargo.
Energia – Fria.
Classes – Ervas para expelir ou destruir os parasitas (Classe 18) e para induzir o vômito (Classe 7).
Meridianos – Pulmões, coração e fígado.
Ações – Induzir o vômito de catarro, melhorar o calor e promover o fluxo de água.
Indicações – Catarro, malária e disenteria amebiana.
Observações – Os experimentos mostraram que *Changshan* é eficaz no tratamento de vários tipos de câncer, mas é levemente tóxica e deve ser consumida cautelosamente por mulheres grávidas. Antes do cozimento, *Changshan* deve ser frita em vinho para reduzir seu efeito colateral de náusea.

No herbalismo chinês, a *dichroa* antipirética é chamada de Monte Eternidade porque as plantas são muito abundantes naquela montanha. Esta planta tem sido usada há muitos séculos como uma erva eficaz no tratamento da malária. De acordo com um relatório publicado na *Science*, a *dichroa* antipirética contém dicroína B, que foi provada ser eficaz para a malária. Em outro relatório, publicado na *Scientific Technology*, descobriu-se que a *dichroa* antipirética contém cinco diferentes tipos de alcalóide, todos os quais são agentes antimaláricos, e um deles foi encontrado como sendo cinco vezes mais eficaz que o quinino no tratamento da malária. As folhas, talos e raízes são todos eficazes, mas descobriu-se que as folhas são 20 vezes mais eficientes que as raízes, apesar da quantidade de alcalóide contida nas folhas variar significativamente de estação para estação.

Um relatório publicado no *Chinese Medical Journal* disse que entre 24 casos de malária tratados com *dichroa* antipirética, a temperatura corpórea voltou ao normal dentro de um dia em 70% dos pacientes e os parasitas maláricos desapareceram dentro de 2 dias em 50% dos pacientes. O tratamento tem efeito mais lentamente quando três ou quatro dosagens são usadas diariamente e tem efeito mais rapidamente quando quatro a seis dosagens são usadas diariamente.

DENTE-DE-LEÃO ASIÁTICO (ERVA DO PESCADOR, *PUGONGYING*)

A filha de 16 anos de um oficial do governo na China antiga estava sofrendo de mastite com protuberância triangular debaixo de seu seio esquerdo. Estava com dor e muito preocupada, mas não se atreveu a contar a ninguém sobre isso, porque interiormente se sentia muito envergonhada. Mas sua doença foi subseqüentemente descoberta por sua empregada, que contou a seu pai, implorando a ele que procurasse um médico.

Em interrogatório sobre a condição de sua filha, o oficial ficou muito bravo porque suspeitava que sua filha tivesse feito algo imoral que ocasionasse a doença. Correu para o quarto de sua filha e começou a golpeá-la no rosto. "Como você pode fazer tal coisa vergonhosa, você é uma desgraça para sua família," gritou seu pai. A empregada insistia que sua filha nunca tinha saído sozinha e que não havia possivelmente feito nada imoral. O pai não a ouviu e então sua filha fugiu de casa naquela noite de vergonha e desespero.

Foi para a margem do rio e, pensando que ninguém poderia estar por perto naquela hora para vê-la, rapidamente pulou no rio numa tentativa de cometer suicídio. Entretanto, um pescador estava junto com sua filha de 16 anos de idade em um barco a remo. Quando ouviram o barulho na água, a filha do pescador instantaneamente pulou no rio para salvá-la. Uma vez que estavam ambas a bordo, o pescador ficou surpreso ao ver que aquela garota tinha a mesma idade de sua filha.

A filha do pescador começou a trocar as roupas da garota e, no processo, descobriu o inchaço no seio esquerdo da jovem moça. Naquele momento, imediatamente compreendeu a razão para sua tentativa de suicídio. Após contar ao seu pai sobre isso, o pescador respondeu: "A primeira coisa que faremos pela manhã será apanhar algumas plantas para o seu seio."

A planta era uma erva perene, com suco leitoso branco, flores amarelas e raízes retas, porém carnudas e grossas. Encontraram as raízes à beira da estrada não longe do rio. Desenterraram algumas plantas que tinham aproximadamente 100g de peso, lavaram-nas bem e as ferveram em água. Então disseram à garota para beber o líquido. Enquanto isso, esmagaram algumas das plantas e as aplicaram no seio externamente.

Após ouvir o paradeiro e sobre a tentativa de suicídio, o oficial e sua esposa, muito preocupados e profundamente arrependidos, correram para ver o pescador e levar sua filha para casa. Sua filha, grata em lágrimas, disse adeus ao pescador e sua filha e foi para casa com seus pais, levando um feixe de plantas com ela. Antes dela ir embora, o pescador lembrou-a de continuar usando as ervas para sua doença.

Após ter se recuperado, pediu a sua empregada para plantar a erva no seu jardim. Então sempre se lembraria do pescador, e nomeou a planta em homenagem a ele mesmo sem saber seu nome.

Chinês – **Pugongying** (Erva do Pescador).

Re – 5130.

蒲公英

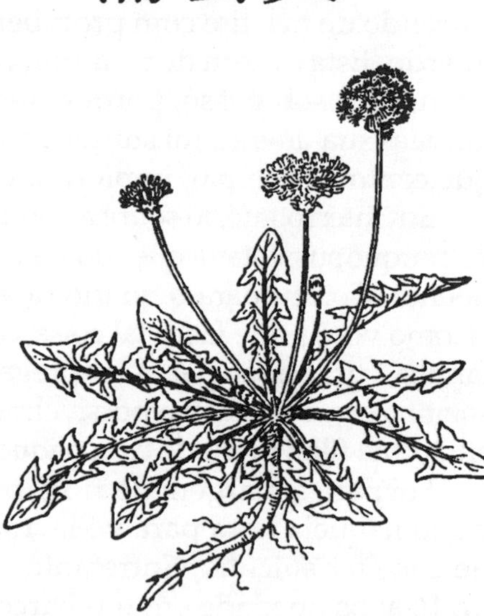

Nome comum – Dente-de-leão asiático.

Família – Compositae.

Nome chinês – Erva de uma perna de flores amarelas (chamada assim porque suas flores são amarelas e a planta tem a aparência de ter apenas uma longa perna).

Nome científico – *Taraxacum mongolicum*, Hand.-Mazz., *Taraxacum sinicum*, Kitag., e *Taraxacum heterolepis olepis*, Nakai e H. Koidz.

Nome farmacêutico – *Herba taraxaci*.

Parte usada – Planta inteira.

Dosagem – 20g.

Sabor – Amargo e doce.

Energia – Fria.

Classe – Ervas para reduzir o calor excessivo dentro do corpo (Classe 2).

Meridianos – Baço e estômago.

Ações – Melhorar o calor, neutralizar os efeitos tóxicos, dispersar o intumescimento e cicatrizar os carbúnculos.

Indicações – Carbúnculos, intumescimento, mastite, infecções urinárias e tonsilite aguda.

Observações – Os especialistas mostraram que *Pugongying* pode ser usada para câncer de mama e que é uma erva antibacteriana. Contém ácido fólico e bactericidas e está agora sendo usada amplamente pra tratar mastite, hepatite, apendicite, infecções urinárias, tonsilite aguda, traqueíte, laringite e resfriado comum.

Além disso, *Pungongying* também pode regular o fígado e o estômago, motivo pelo qual pode ser usada para tratar mastite e dor de estômago.

O dente-de-leão asiático é agora usado para tratar muitas doenças inflamatórias, inclusive caxumba, tonsilite e mastite. Apesar desta erva ter gosto amargo, os chineses nas áreas rurais têm o hábito de fazer chá e então tomar como um remédio para doenças oculares, vermelhidão nos olhos, doenças nasais e distúrbios de micção.

Os chineses usam o dente-de-leão asiático para tratar tais sintomas cozinhando 50g de dente-de-leão em dois copos de água até que a água fique reduzida pela metade; então coam e bebem o líquido uma vez ao dia. No tratamento de distúrbios oculares, também pegam um chumaço de algodão embebido no líquido e o pressionam sobre os olhos fechados por aproximadamente meia hora por dia. Diferente da maioria das ervas chinesas, quando o dente-de-leão asiático é usado para tratar doenças inflamatórias, ambos os métodos interno e externo devem ser aplicados, seja no tratamento de mastite, tonsilite ou caxumba.

De acordo com um relatório publicado no *New Chinese Medicine*, o dente-de-leão asiático é eficaz para 1. indigestão e constipação crônica; 2. mastite anterior à pustulação por ambas as aplicações interna e externa simultaneamente; 3. estágios iniciais de picadas de cobra e insetos antes da pustulação; e 4. promover a micção para tratar distúrbios urinários agudos, pelo cozimento de até 35 a 70g de dente-de-leão fresco, com quantidades menores produzindo pouco ou nenhum efeito. O mesmo relatório também indica que quando o dente-de-leão asiático é usado como um tônico para o estômago, 10 a 20g devem ser usadas para uma dosagem de um dia por cozimento, mas quando é usado para tratar doenças inflamatórias e reduzir o intumescimento, 20 a 30g devem ser usadas.

BANANA-DE-SÃO-TOMÉ ASIÁTICA (PLANTA DIANTE DA CARROÇA, *CHEQIAN*) E SEMENTE DE BANANA-DE-SÃO-TOMÉ ASIÁTICA (SEMENTE DIANTE DA CARROÇA, *CHEQIANZI*)

Havia um general chinês, chamado MA-WU, na Dinastia Han (206 a.C. – 220 d.C). Num verão, o país estava passando por uma estiagem severa e as pessoas estavam sofrendo de fome. Como se as coisas não estivessem ruins o suficiente para MA-WU, ele havia sido derrotado no campo de batalha naquele verão e seu exército inteiro foi forçado a se retirar para uma região remota onde ninguém vivia. Os soldados de MA-WU não conseguiam achar água para beber muito menos alimento para comer. Muitos soldados e cavalos morreram de inanição e aqueles que sobreviveram ficaram tão fracos que virtualmente todos estiveram sob o ataque de alguma doença. Havia um sintoma em particular que quase todo soldado e cavalo doente pareciam ter – e que era a presença de sangue na urina.

Um dos cavalariços de MA-WU estava encarregado de três cavalos e uma carroça. Quando este cavalariço em particular, que leva seus deveres muito a sério, viu que ele e seus três cavalos apresentaram sangue na urina, desesperadamente começou a procurar tratamento.

Um dia, para sua alegria, o cavalariço notou que nenhum dos três cavalos apresentava sangue na urina. Imaginando o que poderia possivelmente ter acontecido, ficou observando seus cavalos muito proximamente nos dias seguintes e observou que estavam comendo plantas que tinham alguns centímetros de altura e arrastavam-se pelo chão e tinham folhas alongadas e flores verde-brilhante. Então, apanhou algumas plantas, as ferveu em água e tomou o líquido. Após alguns dias de consumo da bebida, o cavalariço viu que o sangue na sua urina tinha desaparecido completamente.

O cavalariço ficou tão alegre que imediatamente contou ao general MA-WU, que distribuiu uma ordem para todos os seus soldados tomarem este remédio e dá-lo a seus cavalos. Alguns dias depois, nenhum dos soldados e seus cavalos apresentavam qualquer sinal de sangue na urina.

"Onde você encontrou estas plantas?" o general perguntou ao cavalariço.

"As encontrei diante da carroça,"respondeu o cavalariço.

"Que planta maravilhosa diante da carroça!" gritou o general.

Desde então, a planta tem sido chamada de "planta diante da carroça".

Chinês – **Cheqian** (Planta Diante da Carroça). 車前
Re – 0799
Nome comum – Banana-de-São-Tomé asiática.
Família – Plantaginaceae.
Nome chinês – Grama diante da carroça.
Nomes científicos – *Plantago asiatica* L. e *Plantago depressa,* Willd.
Nome farmacêutico – *Herba plantaginis.*
Parte usada – Planta inteira.
Dosagem – 10 a 18g.
Sabor – Doce.
Energia – Fria.
Classe – Ervas para reduzir a umidade no corpo (Classe 5)
Meridianos – Fígado, baço e vesícula biliar.

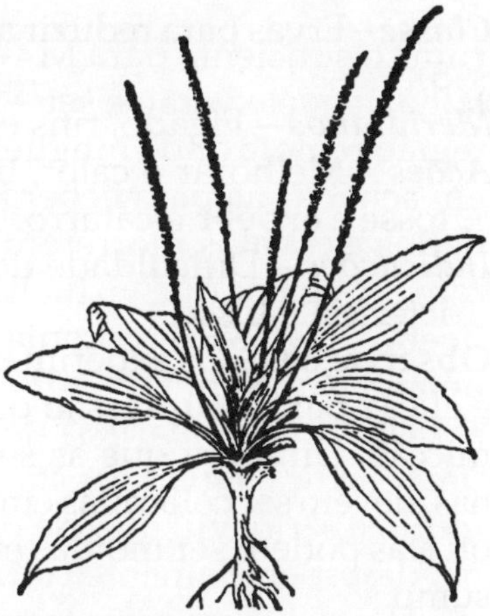

Ações – Beneficiar a água, melhorar o calor, aguçar a visão e expelir o catarro.
Indicações – Traqueíte crônica, dificuldade urinária, corrimento vaginal, sangue na urina, icterícia, edema, disenteria quente e diarréia, hemorragia nasal, conjuntivite, dor ocular, dor de garganta, tosse e úlceras na pele.
Observações – Os experimentos indicam que esta erva pode beneficiar a umidade e diminuir a pressão sangüínea, assim como reduzir a gordura corpórea e promover a micção. Entretanto, esta erva deve ser evitada por homens com emissão seminal devido à deficiência renal.

No herbalismo chinês, a banana-de-São-Tomé asiática é chamada de "planta diante da carroça" porque foi encontrada crescendo na beira da estrada ao longo das trilhas de carroças. Ambas as sementes e folhas da banana-de-São-Tomé asiática são usadas como uma erva e têm funções similares; entretanto, as sementes são mais comumente usadas que as folhas. Um uso importante desta folha é eliminar o sangue na urina, conforme revelado pela lenda, particularmente no verão quente, quando as pessoas têm uma tendência de desenvolver distúrbios urinários. O sangue na urina está freqüentemente associado à dificuldade na passagem da urina, e esta planta pode promover a micção, motivo pelo qual é eficiente para este sintoma.

Cheqian e *Cheqianzi*, que são as sementes desta erva, são similares em certos efeitos, mas *Cheqian* também pode melhorar o calor e desintoxicar, assim como limpar os pulmões e transformar o catarro. *Cheqian* também é boa para erupções de pele e para tosse devido ao calor do pulmão. Além disso, *Cheqian* fresca pode ser usada para tratar a diarréia devido ao calor da umidade.

Chinês – **Cheqianzi** (Semente Diante da Carroça). 車前子
Re – 0801.
Nome comum – Semente da Banana-de-São-Tomé asiática.
Família – Plantaginaceae.
Nome chinês – Semente diante da carroça.
Nomes científicos – *Plantago asiatica* (L.) e *Plantago depressa*, Willd.
Nome farmacêutico – *Semen plantaginis*.
Parte usada – Semente madura.
Dosagem – 10g.
Sabor – Doce.
Energia – Fria.

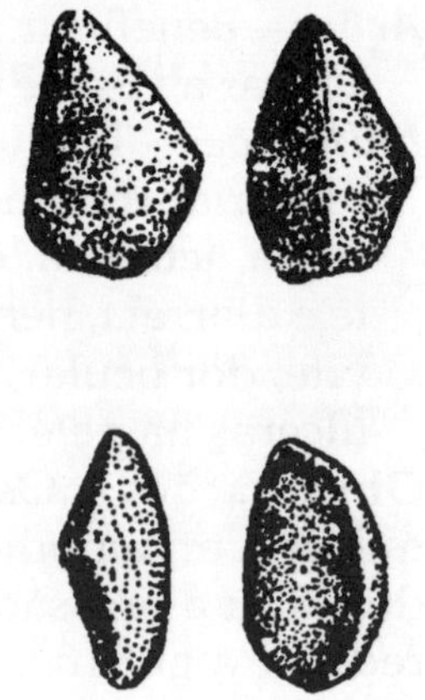

Classe – Ervas para reduzir a umidade no corpo (Classe 5).

Meridianos – Fígado, rins e intestino delgado.

Ações – Melhorar o calor, beneficiar a água, aliviar a tosse e expelir o catarro.

Indicações – Dificuldade de micção, edema, diarréia, icterícia e tosse.

Observações – Os experimentos indicam que esta erva é eficaz para a supressão da tosse e para promover a micção. Uma vez que as sementes são muito pequenas, devem ser colocadas em uma bolsa para cozimento ou elas podem ser moídas em forma de pó para o consumo.

HELÉBORO FALSO NEGRO (GRAMA DA INSANIDADE, *LILU*)

A heléboro falso negro é uma erva tóxica, que até mesmo uma cabra ou vaca não irão comer. Mas como esta planta se tornou uma erva para curar doenças uma vez que é tão tóxica?

Segundo conta a história, uma criança chamada Lilu sofria de epilepsia, e durante um ataque se tornava freqüentemente tão violento que poderia machucar outras crianças na vizinhança. De fato, uma vez feriu uma criança tão gravemente que seus pais foram forçados a pagar uma grande quantia em dinheiro.

Um dia os pais de Lilu e seus irmãos estavam discutindo sobre a situação com Lilu, e o filho mais velho disse: "E se Lilu matar alguém da próxima vez? Se isto acontecer, a família inteira sofrerá terrivelmente."

"Concordo", disse outro irmão, "então por que não fazemos com que Lilu morra?" Os pais de Lilu sentiram-se muito mal sobre o pensamento de fazê-lo morrer, mas uma vez que não podiam pensar em uma solução melhor, permaneceram em silêncio.

No dia seguinte, Lilu estava passando por outro ataque epiléptico. Antecipando a possibilidade de violência, o irmão mais velho de Lilu o empurrou para o chão e o forçou a tomar uma xícara de suco de heléboro falso negro, numa tentativa de envenená-lo até a morte. Lilu começou a vomitar alguns minutos depois. Seu irmão então o forçou a tomar uma outra xícara de suco e Lilu começou a vomitar novamente. Quando Lilu finalmente parou de vomitar, se levantou e caminhou até a cozinha para comer uma tigela de arroz. A partir daquele momento, Lilu nunca mais teve outro ataque. Esta erva foi apropriadamente chamada de Lilu.

藜蘆

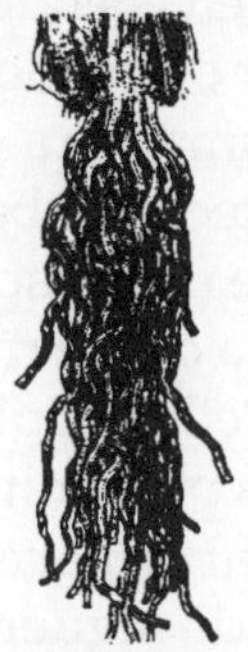

Chinês – **Lilu** (Grama da Insanidade).
Re – 5652.
Nome comum – Heléboro falso negro.
Família – Liliaceae.
Nome chinês – Heléboro falso negro.
Nome científico – *Veratrum nigrum* (L.)
Nome farmacêutico – *Rhizoma et radix veratri nigri.*
Parte usada – Rizoma.
Dosagem – 1 a 1,5g.
Sabor – Amargo e picante.
Energia – Fria.
Classe – Ervas para induzir o vômito (Classe 7).
Meridianos – Fígado, pulmões e estômago.
Ações – Induzir o vômito de alimentos não digeridos e catarro e destruir os vermes.
Indicações – Epilepsia, acúmulo de catarro, indigestão e escabiose (por aplicação externa).
Observações – *Lilu* é um emético forte (vomitivo) e também pode expelir o catarro úmido em doenças de excesso e destruir os vermes; mas uma vez que seja tóxica, não deve ser usada por mulheres grávidas e aqueles com deficiência e perda de sangue.

EUPATÓRIO (ORQUÍDEA DA CUNHADA, *PEILAN*) E MENTA COREANA (MENTA DA CUNHADA, *HUOXIANG*)

Uma vez, um jovem casal e a irmã do marido estavam vivendo juntos em um pequeno vilarejo. Após seu marido ter ido embora para alistar-se no exército, sua mulher e sua irmã permaneceram vivendo juntas. A mulher chamava-se Peilan e a irmã Huoxiang, e as duas se davam muito bem e viviam em harmonia.

Num verão Peilan sofreu uma insolação com cefaléia, tontura, palpitações e náusea. Huoxiang colocou a sua cabeça na cama, dizendo: "Meu irmão me ensinou como usar duas ervas para curar insolação. Deixe apanhá-las nas montanhas e cozinhá-las para que você beba."

Peilan protestou dizendo que as montanhas eram muito perigosas, mas Huoxiang insistiu em ir de qualquer maneira.

Peilan ficou na cama, esperando que Huoxiang voltasse, mas ela não retornou até a manhã seguinte. No mesmo instante em que Huoxiang entrou no quarto de Peilan, desmaiou e caiu no chão.

"O que aconteceu, Huoxiang?" perguntou Peilan, logo que Huoxiang recuperou a consciência.

"Fui picada por uma cobra venenosa," respondeu Huoxiang.

Percebendo que as picadas de cobra poderiam ser fatais, Peilan tentou sugar o veneno da ferida de Huoxiang. Mas foi tudo em vão; Huoxiang morreu uma hora depois. Um vizinho que suspeitou que algo estranho estava acontecendo bateu na porta, mas ninguém respondeu. Então, o vizinho entrou e ficou espantado ao ver Peilan e Huoxiang caídas no chão. Huoxiang já estava quase morta e Peilan estava prestes a morrer.

Peilan explicou: "Huoxiang foi até as montanhas para desenterrar duas ervas para mim – uma para vômito e diarréia e outra para vômito e tontura, particularmente no verão. Por favor, lembre-se destas duas ervas no caso de alguém precisar delas."

Logo que Peilan terminou de dizer a última palavra, ela morreu.

Depois, o vizinho nomeou as duas ervas de Peilan e Huoxiang.

Chinês – **Peilan** (Orquídea da Cunhada). 佩兰
Re – 2841.
Nome comum – Eupatório.
Família – Compositae.
Nome chinês – Traje de orquídea (chamada assim porque quando está vestida, esta erva tem o cheiro de uma orquídea).
Nomes científicos – *Eupatorium fortunei*, Turcz., e *japonicum*, Thunberg.
Nome farmacêutico – *Herba eupatorii.*
Partes usadas – Talos e folhas.
Dosagem – 8g.
Sabor – Picante.
Energia – Neutra.
Classe – Ervas para reduzir a umidade no corpo (Classe 5).

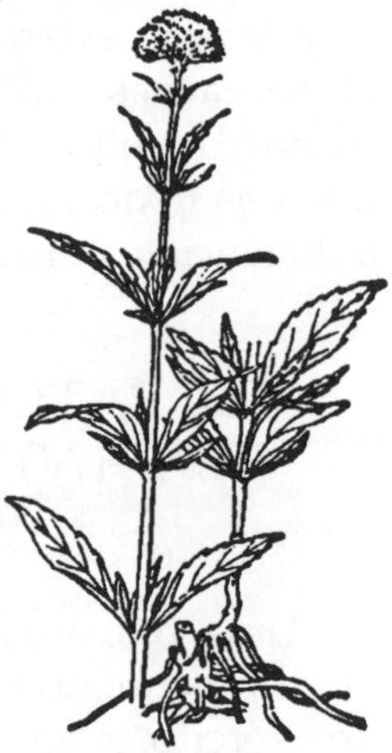

Meridianos – Pulmões e baço.
Ações – Transformar a umidade por sabor aromático e aliviar o calor do verão.
Indicações – Cefaléia devido ao calor de verão.
Observações – *Peilan* tem um aroma muito forte e pode transformar a umidade e aliviar o calor de verão mais efetivamente. Os experimentos mostraram que *Peilan* pode inibir a gripe.

Huoxiang e *Peilan* podem ser cozidas juntas para harmonizar o estômago e aliviar o vômito. Esta fórmula é boa para vômito e intumescimento abdominal devido ao calor de verão.

Chinês – **Huoxiang** (Menta da Cunhada). 藿香
Re – 5685.

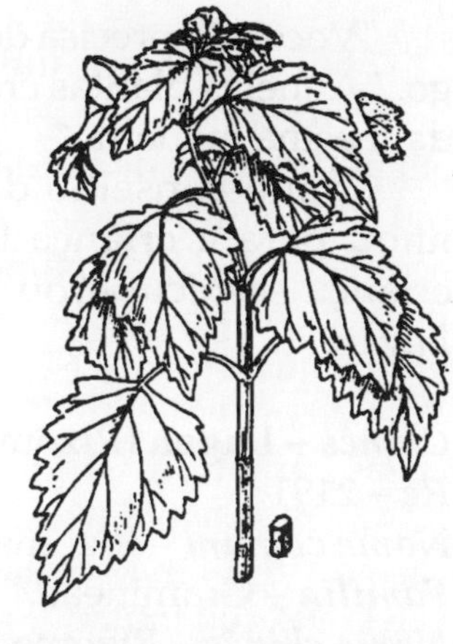

Nome comum – Menta coreana.
Família – Labiatae.
Nome chinês – Folha de feijão aromático (chamada assim porque as folhas desta erva se parecem como as de um feijão e têm cheiro aromático).
Nomes científicos – *Agastache* rugosa (Fisch. e Mey), O. Ktze. e *Pogostemon cablin* (Blanco), Benth.
Nome farmacêutico – *Herba agastachis*.
Parte usada – Folhas de talos.
Dosagem – 8g.
Sabor – Picante.
Energia – Levemente morna.
Classe – Ervas para reduzir a umidade no corpo (especificamente aquelas ervas que transformam a umidade por seu cheiro aromático).
Meridianos – Baço e estômago.
Ações – Transformar a umidade, harmonizar o estômago e aliviar o vômito.
Indicações – Náusea e vômito.
Observações – *Huoxiang* é picante, morna e aromática e pode estimular o baço, regular o estômago, aquecer a região média, transformar a umidade, aliviar a estagnação do estômago e aliviar o vômito. Os experimentos mostraram que *Huoxiang* é eficaz como um digestivo e que pode inibir a gripe e também aliviar o vômito.

CARRIZO (RIZOMA DE CANA, *LUGEN*)

Havia um pequeno vilarejo no sul da China com apenas uma loja de ervas, e o dono insistia em aumentar os preços. Um dia uma criança de uma família pobre estava com febre alta, então a mãe da criança foi até a loja para comprar algumas ervas. O dono da loja disse a ela que sua criança precisava de chifre de antílope, que era um produto animal muito caro, mas a mãe não podia comprá-lo. Quando perguntou ao lojista se ele poderia vender por um preço menor, ele imediatamente recusou.

Então a mãe foi para casa de mãos vazias e a febre de sua criança continuou. Mais tarde naquele dia um mendigo bateu na sua porta e pediu uma tigela de arroz.

"Somos uma família pobre e esta é a única tigela de arroz que resta", disse a mãe ao entregá-la com lágrimas nos olhos.

"O que está errado, senhora? Por que a senhora está chorando?" perguntou o mendigo.

A mãe lhe disse que sua criança estava com febre alta e não tinha dinheiro para comprar o chifre de antílope.

"Você não precisa de chifre de antílope para febre alta", disse o mendigo. "Aquelas plantas crescendo próximas ao pequeno lago irão funcionar da mesma maneira."

Com o conselho do mendigo, a mãe colheu as plantas e as cozinhou para a criança beber, o que reduziu rapidamente a febre, e a criança se recuperou pouco tempo depois. Tais plantas se chamam *Lugen*.

蘆根

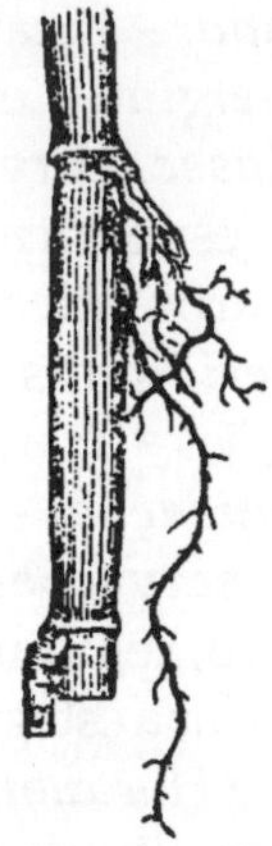

Chinês – **Lugen** (Rizoma de Cana).
Re – 2191.
Nome comum – Rizoma de cana.
Família – Gramineae.
Nome chinês – Rizoma de cana.
Nome científico – *Phragmites communis* (L.), Trin.
Nome farmacêutico – *Rhizoma phragmitis.*
Parte usada – Rizoma.
Dosagem – 20g.
Sabor – Doce.
Energia – Fria.
Classe – Ervas para reduzir o calor excessivo dentro do corpo (classe 2).
Meridianos – Pulmões, estômago e rins.
Ações – Melhorar o calor, produzir líquidos e promover a micção.
Indicações – Sede, pouca quantidade de urina, vômito devido ao estômago quente, tosse seca devido a pulmões quentes e doença pulmonar.
Observações – *Lugen* pode limpar o calor, produzir líquidos e saciar a sede.

ROSA "CHEROKEE" (SEMENTE DE BORLA DOURADA, *JINYINGZI*)

Uma vez, havia três irmãos que viviam junto com suas esposas. Mas apenas um dos casais tinha uma criança, a qual cresceu como a única criança nesta grande família. Após algum tempo, todos os membros da família estavam muito ansiosos para ver este único filho casar-se e ter filhos. Mas nenhuma moça queria casar-se com ele, pois tinha um problema – micção na cama. E então a família tentou encontrar uma cura para isso.

Um dia um velho herbanário, carregando uma bolsa com uma borla dourada, veio até o vilarejo para vender algumas ervas. Um dos irmãos perguntou ao herbanário se ele tinha alguma erva na sua bolsa que pudesse curar micção na cama. O herbanário disse que não, mas que conhecia uma das ervas que poderia curar o distúrbio e que poderia ser encontrada no sul da China. Então explicou que se fosse necessário fazer uma longa viagem para pegar a erva, eles teriam que lhe pagar uma imensa quantia em dinheiro. Entretanto, a família concordou e o velho herbanário realizou a viagem.

Muitos meses se passaram, mas o velho herbanário não retornou, e a família já havia virtualmente desistido quando num fim de tarde bateram em sua porta. Um dos irmãos abriu a porta e ficou espantado ao ver o velho herbanário, que desmaiou ao lado da porta. Imediatamente carregou o velho herbanário para dentro da casa. Logo que ele recuperou a consciência, o herbanário contou à família que aquela erva pela qual ele foi ao sul da China estava em sua bolsa, mas a sua voz era tão fraca que a família dificilmente conseguia ouvi-lo. O herbanário morreu alguns dias depois devido à exaustão física.

Todavia, a família cozinhou a erva, que curou com sucesso o distúrbio de micção. Não sabiam o nome da erva nem o nome do velho herbanário, então decidiram chamar a erva de "semente de borla dourada" por causa da borla dourada ligada à bolsa do velho homem e porque a semente da planta é usada como erva.

金櫻子

***Chinês* – Jinyingzi** (Semente de Borla Dourada).
Re – 2898.
Nome comum – Madressilva japonesa.
Família – Rosaceae.
Nome chinês – Semente de cereja dourada.
Nome científico – *Rosa laevigata*, Michx.
Nome farmacêutico – *Fructus rosae laevigatae.*
Parte usada – Fruta madura.
Dosagem – 7 a 15g.
Sabor – Doce e azedo.
Energia – Neutra.
Classe – Ervas para contrair e obstruir os movimentos.
Meridianos – Rins, baço e pulmões.
Ações – Beneficiar os rins, constringir o sêmen e aliviar a diarréia.
Indicações – Micção freqüente, enurese, diarréia crônica, emissão seminal e sangramento e corrimento vaginal.

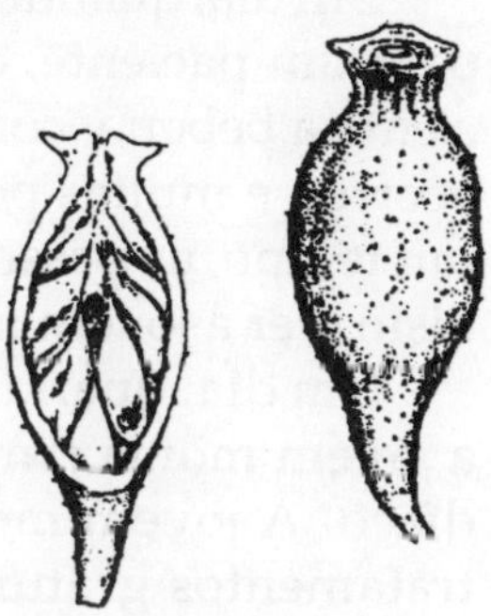

Observações – Os experimentos mostraram que *Jinyingzi* é eficaz como um digestivo, na inibição do peristaltismo gastrointestinal e para interromper a diarréia. *Jinyingzi* é obstrutiva e deve ser evitada por aqueles que têm constipação.

Jinyingzi pode ser cozida com *Qianshi* (caroço de cabeça de galinha) para solidificar o sêmen e suspender a micção devido à deficiência renal.

CLEMATITE CHINESA (RAIZ SAGRADA DO TEMPLO, *WEILINGXIAN*)

No topo de uma alta montanha no sul da China, havia um templo chamado "templo do espírito poderoso", que era mantido por uma velha monja que também tinha um conhecimento herbanário. Usava ervas para tratar as doenças das pessoas que vinham para participar do culto religioso no templo, a maioria delas sofria de reumatismo e artrite.

A velha monja herbanária era uma pessoa muito astuciosa e não queria deixar que as pessoas soubessem que estava tratando delas com ervas. Ao invés disto, daria ao paciente uma xícara de sopa, explicando que era a sopa de Buda, que podia curar doenças devido ao seu espírito poderoso, logo o paciente acreditava em sua explicação. A velha monja fez isto numa tentativa de conseguir mais pessoas para participarem dos cultos religiosos no templo e para conseguir mais donativos.

Uma jovem monja que estava trabalhando sob as ordens da velha monja sabia de seu segredo, porque era ela que cozinhava as ervas para os pacientes. Esta jovem monja era freqüentemente maltratada pela velha e estava muito infeliz com a situação. No entanto, sentiu que era errado a velha monja enganar as pessoas fazendo-as pensar que era o espírito poderoso de Buda que curava suas doenças e não o poder curador das ervas.

Um dia, quando a jovem monja recebeu a ordem de cozinhar uma erva para um paciente, deliberadamente cozinhou uma erva diferente. O paciente a bebeu e com certeza não melhorou. Dia após dia, a mesma coisa ocorreu e muitas pessoas até acharam que suas doenças pioraram. Após um tempo, as pessoas pararam de visitar a velha monja e foram, ao invés disto, ver a jovem monja.

Um dia, quando a velha descobriu que as pessoas estavam indo até a jovem monja para tratamento, enlouqueceu e morreu de ataque cardíaco. A jovem monja assumiu a direção do templo e deu às pessoas tratamentos gratuitos. A erva que ela usava para tratar suas artrites e reumatismo não tinha nome, então a jovem monja a chamou de "raiz sagrada do templo".

Chinês – **Weilingxian** (Raiz Sagrada do Templo). 威靈仙
Re – 3372.
Nome comum – Clematite chinesa.
Família – Ranunculaceae.
Nome chinês – Raiz da alma poderosa.
Nomes científicos – *Clematis* chinensis Osbeck, *Clematis hexapetala,* Pall., e *Clematis manshurica,* Rupr.
Nome farmacêutico – *Radix clematidis.*
Parte usada – Raiz.

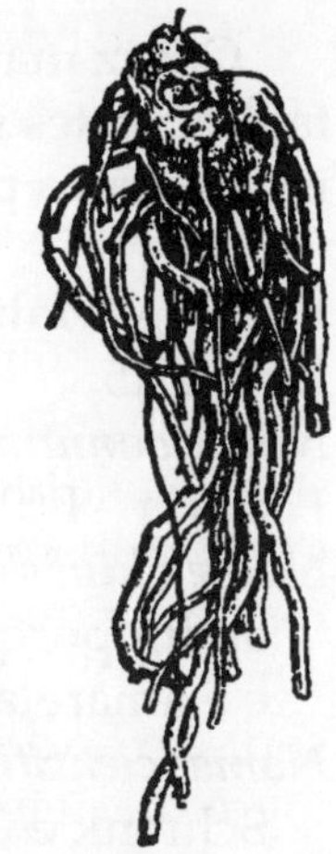

Dosagem – 3 a 10g.
Sabor – Picante.
Energia – Morna.
Classe – Ervas para agir contra o reumatismo (Classe 3).
Meridiano – Vesícula biliar.
Ações – Remover o vento e a umidade, facilitar a passagem de meridianos e aliviar a dor.
Indicações – Reumatismo, icterícia e edema.
Observações – *Weilingxian* é uma erva eficaz para tratar o reumatismo de vento-frio. Os experimentos mostraram que *Weilingxian* pode beneficiar a vesícula biliar e reduzir a icterícia e que também é uma erva eficaz para o alívio da dor e reumatismo.

EFEDRA CHINESA (PROCURE POR PROBLEMAS, *MAHUANG*)

Um herbanário chinês sem filhos decidiu aceitar um discípulo para ajudá-lo com seu trabalho e para quem ele poderia ensinar sua profissão. O discípulo era uma pessoa impaciente, e após ter estudado sob a orientação de seu mestre por apenas alguns meses, quis abrir sua própria clínica. Entretanto, o velho herbanário foi relutante em deixá-lo ir, não simplesmente porque precisava de sua ajuda, mas porque não achava que estava pronto para seus próprios pacientes.

"Antes que você vá para cuidar de sua própria clínica, há uma coisa que deve lembrar", advertiu o herbanário. "Há uma planta cujas folhas e raízes têm efeitos opostos: As folhas podem induzir a transpiração, enquanto as raízes podem reduzi-la. Você deve manter isto em mente ao tratar seus pacientes."

Mas o discípulo estava agarrado as suas próprias plantas e escassamente ouviu o que seu mestre estava dizendo.

No grande dia de inauguração da clínica, o filho de um juiz sentiu-se mal e estava transpirando abundantemente, então o juiz levou seu filho à clínica. O discípulo anterior usou as folhas de uma planta em grande quantidade para tratar o jovem paciente, com a intenção de produzir resultados rápidos. Ao invés do esperado, o paciente começou a transpirar ainda mais abundantemente após tomar a erva. E seus braços e pernas começaram a ficar tão frios quanto gelo; de fato, seu corpo inteiro estava tremendo de frio.

O juiz ficou furioso e correu com seu filho ao velho herbanário, que então disse ao juiz que seu discípulo anterior tinha usado a planta errada; ao invés de usar as raízes da planta, havia usado as folhas, sem pecerber que estas iriam realmente induzir a transpiração.

O juiz mais tarde convocou o jovem herbanário e disse a ele: "Ao tratar pacientes sem muito conhecimento, você está procurando por problemas." Daí, a planta passou a se chamar "procure por problemas".

Chinês – **Mahuang** (Procure por Problemas). 麻黄
Re – 4615.
Nome comum – Efedra chinesa.
Família – Ephedraceae.
Nome chinês – Erva de amarelo entorpecido (chamada assim porque produz sensações de entorpecimento e é amarela).
Nomes científicos – *Ephedra sinica*, Stapf, *Ephedra intermedia*, Schrenk e C.A. May, e *Ephedra equisetina*, Bge.
Nome farmacêutico – *Herba ephedrae*.
Parte usada – Talos secos.
Dosagem – 6g.
Sabor – Picante e amargo.
Energia – Morna.
Classe – Ervas para induzir a transpiração (Classe 1).
Meridianos – Pulmões e vesícula biliar.
Ações – Induzir a transpiração, dispersar o frio (quando crua), superar a asma (quando frita) e promover a micção.
Indicações – Asma, edema e hipertensão (se usado com cautela).

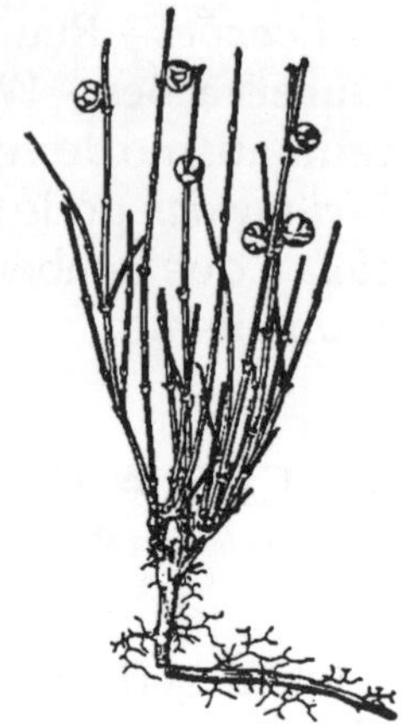

Observações – *Mahuang* pode ser cozida com *Kuxingren* (damasco amargo) para reforçar o efeito de acalmar a asma.

Os experimentos mostraram que *Mahuang* é eficaz para asma e pode promover micção e inibir a gripe. *Mahuang* contém efedrina, que é responsável por sua eficácia no tratamento da asma.

No tratamento da asma, *Mahuang* pode ser usada intermitentemente, particularmente na asma crônica, porque um uso contínuo prolongado pode diminuir seus efeitos, na medida em que o paciente desenvolve uma resistência a ela. Além disso, *Mahuang* pode excitar o córtex cerebral, o que pode levar a nervosismo e insônia.

Quando os pacientes que sofrem de resfriado comum estão transpirando abundantemente, *Mahuang* é uma erva relativamente forte para induzir a transpiração.

As seguintes precauções devem ser tomadas ao se usar *Mahuang*: 1. não use doses excessivas (normalmente entre 1,5 e 10g são recomendados); 2. quando *Mahuang* é cozida com outras ervas, deve ser cozida primeiro para que as bolhas possam ser removidas da água; e 3. aqueles com energia corpórea deficiente e transpiração excessiva devem evitar *Mahuang*.

Mahuanggen é a raiz de *Mahuang* e produz efeitos opostos.

Chinês – **Mahuanggen** (Raiz de Efedra Chinesa). 麻黄根
Re – 4624.
Nome comum – Raiz de efedra chinesa.
Família – Ephedraceae.
Nome chinês – Raiz de amarelo cânhamo.
Nomes científicos – *Ephedra sinica,* Stapf, e *Ephedra intermedia,* Schrenk e C.A. Mey.
Nome farmacêutico – *Radix ephedrae.*
Parte usada – Raiz.
Dosagem – 3 a 10g.
Sabor – Doce.
Energia – Neutra.
Classe – Ervas para contrair e obstruir os movimentos (Classe 17).
Meridianos – Pulmões.
Ações – Suspender a transpiração.
Indicações – Transpiração excessiva e suores noturnos.

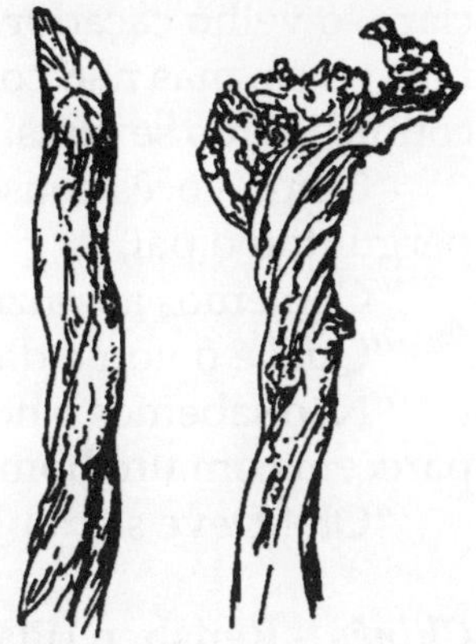

GINSENG CHINÊS (PLANTA DO HOMEM, *RENSHEN*) E GINSENG DO OESTE

Havia um velho caçador com dois filhos que estavam começando a aprender a caçar. Antes que eles partissem à caça sozinhos pela primeira vez, o velho caçador os aconselhou a esperar até que o inverno passasse. Mas os dois irmãos insistiram em ir de qualquer maneira.

Dentro de alguns dias, haviam matado realmente alguns animais. Então numa tarde o tempo subitamente mudou e a neve começou a cair, virtualmente bloqueando todas as saídas das montanhas. Uma semana depois, ainda não podiam sair das montanhas e estavam ficando sem alimento. Desesperadamente procuraram em todos os lugares por algo para comer.

Finalmente avistaram uma planta que parecia diferente das outras. Após desenterrá-la do solo, os dois irmãos ficaram surpresos em ver que as raízes lembravam um homem de pé. Começaram a comer as raízes, que tinham gosto doce e levemente amargo e eram muito suculentas. Continuaram a comê-las durante os dias seguintes e acharam que estavam ficando muito energéticos. Pensando que no frio do inverno, precisavam de muita energia, comeram as raízes em quantidades maiores, mas então um deles começou a desenvolver uma hemorragia nasal. Então, decidiram comer as raízes em quantidades moderadas. As raízes da planta os sustentaram temporariamente por todo o inverno. E na primavera, quando a neve derreteu, foram para casa.

Enquanto isso, o pai dos dois irmãos estava profundamente preocupado, e todas as pessoas no vilarejo pensavam que os irmãos haviam morrido.

O retorno não inesperado dos dois irmãos chocou todo o vilarejo. É claro, o velho caçador estava aliviado pelo fato de seus filhos ainda estarem vivos, mas não compreendeu como haviam conseguido sobreviver a condições tão severas.

"Como vocês conseguiram passar o frio do inverno nas montanhas?" perguntou o pai.

"Comemos as raízes de uma planta," explicou um dos irmãos.

"Qual é o nome da planta?" perguntou o pai.

"Não sabemos o nome dela", disse um dos irmãos, "mas suas raízes se parecem com um homem."

"Oh ! Deve ser a planta do homem", disse o pai.

Chinês – **Renshen** (Planta do Homem). 人參
Re – 0055.
Nome comum – Ginseng.
Família – Araliaceae.
Nome chinês – Planta do homem (chamada assim porque as raízes desta planta lembram a forma de um homem).
Nome científico – *Panax ginseng*, C. A. Mey.
Nome farmacêutico – *Radix ginseng*.
Parte usada – Raiz.
Dosagem – 5g.
Sabor – Doce e levemente amargo.
Energia – Morna.
Classe – Ervas para corrigir deficiências (Classe 16).
Meridianos – Baço e pulmões.

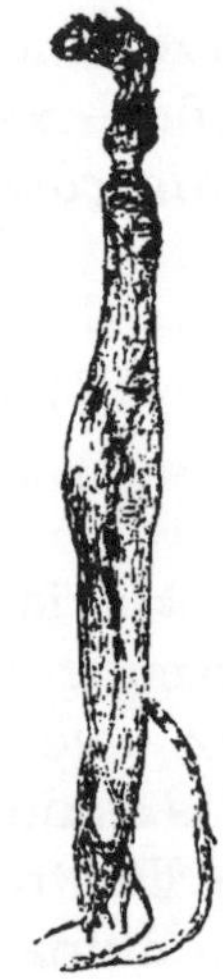

Ações – Tonificar a energia original drasticamente, consertar o prolapso, produzir líquidos, assegurar o vigor e beneficiar o cérebro.
Indicações – Fraqueza após doença crônica, sangramento vaginal, diabetes, prolapso, palpitações e esquecimento.

Observações – Os experimentos mostram que *Renshen* é um tônico cardíaco eficiente e uma erva antichoque. Pode aumentar as hemácias e produzir hormônios adrenocorticais, hormônios sexuais e excitação, assim como reduzir o açúcar e a gordura do sangue.

Há três variedades básicas de *Renshen* (*Radix ginseng*): ginseng selvagem, que é encontrado nas montanhas nas províncias do nordeste da China, principalmente Jilin e Heilogjiang; ginseng vermelho, que é o ginseng cultivado e vaporizado até ficar vermelho; e o ginseng coreano, que é produzido na Coréia e processado com plantas medicinais.

O ginseng selvagem tem gosto doce e levemente amargo e morno. É mais freqüentemente usado como um ingrediente único para tonificar drasticamente a energia, tonificar os pulmões e o baço, beneficiar o *Yin*, produzir líquidos e assegurar o vigor; também é usado como um tratamento de primeiros-socorros para prolapso causado por sangramento severo. O ginseng vermelho tem as mesmas propriedades do ginseng selvagem, mas é mais fraco em seus efeitos, enquanto o ginseng coreano é mais morno e pode tonificar o *Yang* mais efetivamente.

O ginseng chinês (*Radix ginseng*) pode tonificar a energia mais efetivamente que o ginseng do oeste (*Radix panacis quinquefolii*), motivo pelo qual no tratamento de sintomas de prolapso, o ginseng chinês pode ser aplicado sozinho. O ginseng do oeste é frio em energia e pode produzir líquidos; é mais apropriado para pacientes com febre alta e deficiência de energia simultaneamente.

Chinês – **Xiyangshen** (Ginseng do Oeste). 西洋參
Re – 1713.
Nome comum – Ginseng do oeste.
Família – Araliaceae.
Nome chinês – Ginseng do oeste.
Nome científico – *Panax quinquefolium*, Linne.
Nome farmacêutico – *Radix panacis quinquefolii.*
Parte usada – Raiz.
Dosagem – 8g.
Sabor – Amargo e doce
Energia – Fresca.
Classe – Ervas para corrigir deficiências (Classe 16).
Meridianos – Pulmões e estômago.
Ações – Tonificar os pulmões, beneficiar a energia, nutrir o estômago, produzir líquidos e melhorar o calor.
Indicações – Deficiência de *Yin* com calor interno, sede, tosse e perda de voz.

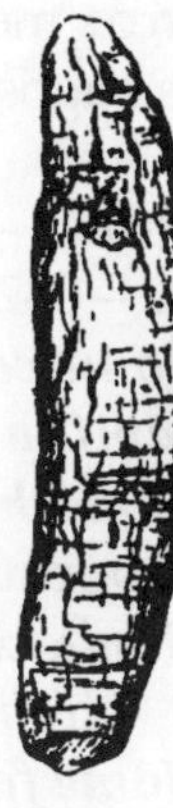

PILRITEIRO CHINÊS (PILRITEIRO DA MONTANHA, *SHANZHA*)

Um executivo de 40 anos de idade casou-se uma vez e teve um filho; dois anos depois que sua esposa morreu, se casou novamente com uma mulher dissimulada que não gostava de seu enteado e queria se livrar dele.

"Qual é a melhor maneira de fazê-lo?" ponderou. "Ainda não posso matá-lo, nem posso envenená-lo, porque as pessoas descobrirão."

Após seu marido sair em uma viagem de trabalho, decidiu tomar alguma atitude contra o seu enteado, que tinha quase 10 anos de idade. Seu enteado trabalhava nas montanhas todos os dias e ela sempre levava o seu almoço. Enquanto seu marido viajava, preparou intencionalmente seu almoço com arroz meio cozido, com a esperança de que ele morresse de indigestão. Após algumas semanas, o enteado começou a reclamar de indigestão e estava começando a perder peso. Isto agradou a madrasta, que continuou a fazer o seu almoço com arroz meio cozido.

Um dia o enteado encontrou uma árvore em crescimento com abundância de bagos. Pegou alguns bagos sem curiosidade e os comeu e os achou deliciosos. Estes bagos também pareciam saciar sua sede. Começou a se sentir melhor e continuou a comê-los todos os dias, aumentando gradualmente seu peso.

"O que está acontecendo com esta criança?" a madrasta se perguntou. "Não está morrendo – pelo contrário, parece muito mais saudável... Talvez Deus esteja protegendo esta criança."

Sendo temerosa a Deus, a madrasta parou de fazer o almoço dele com arroz meio cozido. Quando o executivo retornou para casa, aprendeu sobre os bagos com seu filho e decidiu comerciá-los com os herbanários da cidade.

Chinês – **Shanzha** (Pilriteiro da Montanha). 山楂

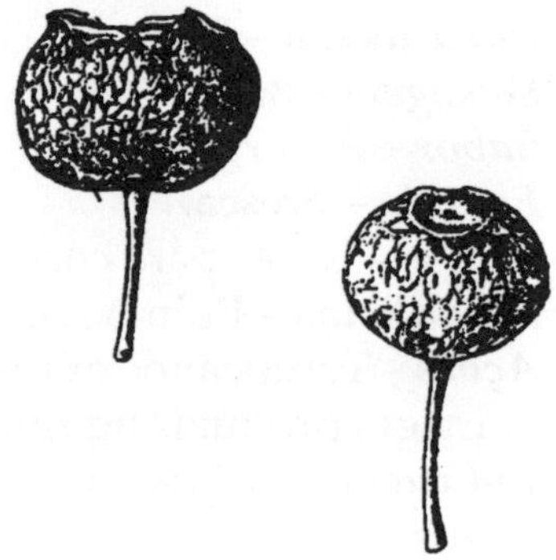

Re – 0323.
Nome comum – Pilriteiro da montanha.
Família – Rosaceae.
Nome chinês – Frutas vermelhas (chamadas assim porque as frutas são vermelhas).
Nome científico – *Crataegus pinnatifida,* Bge., var. *major,* N. E. Br.
Nome farmacêutico – *Fructus crataegi.*
Parte usada – Fruta.
Dosagem – 10g.
Sabor – Azedo.
Energia – Levemente morna.
Classe – Ervas para promover a digestão (Classe 9).
Meridianos – Baço, estômago e fígado.
Ações – Eliminar os acúmulos, promover o fluxo de energia e dispersar coagulações.
Indicações – Indigestão, disenteria, hérnia, coagulações sangüíneas e supressão de menstruações.
Observações – De acordo com os experimentos, *Shanzha* é um tônico cardíaco eficiente; pode ativar o sangue e diminuir a pressão sangüínea, pode tratar o fígado gorduroso e também pode reduzir a gordura do sangue.

Shanzha é uma erva forte para transformar o alimento e eliminar a estagnação de alimento devido à indigestão; é particularmente efetiva para eliminar a indigestão da carne.

Shanzha pode ativar o sangue e remover as coagulações sangüínea. É freqüentemente usada em conjunto com *Danggui* e *Yimucao* para tratar a dor no abdome inferior e loquiostase.

PULSATILLA CHINESA (CABELO GRISALHO DO VOVÔ, *BAITOUWENG*)

Um homem jovem sofria de dor abdominal com diarréia, o que o fez transpirar abundantemente. Foi procurar um médico, mas este não se encontrava, então o homem jovem não tinha outra escolha senão voltar para casa. No seu caminho para casa, sua dor abdominal piorou, que precisou se deitar na margem da estrada para descansar.

Um homem velho com cabelos grisalhos andou até ele e disse: "Jovem, o que está errado com você? Por que está aí deitado?"

"Estou sentindo uma dor abdominal insuportável," respondeu o jovem.

"Por que você não procura um médico?" perguntou o senhor.

"Fui até o médico, mas ele não estava lá," explicou o jovem.

Então uma idéia surgiu para o senhor. "Você não precisa de um médico", disse. "A planta ao seu lado é um bom remédio para dor abdominal e diarréia. Apanhe algumas e cozinhe as raízes. Prometo que irá aliviar seu sofrimento."

O jovem olhou o velho homem sem acreditar, mas ele apanhou algumas plantas de qualquer maneira e foi para casa após sua dor abdominal ter diminuído.

Logo após ter ido para casa, sua dor começou novamente com diarréia severa. Pensando que não tinha nada a perder, o jovem começou a cozinhar as raízes da planta; tomou a sopa algumas vezes e logo depois obteve alívio dos sintomas.

As boas notícias se espalham rapidamente e logo o vilarejo todo soube a respeito disto. As pessoas começaram a perguntar sobre a planta, mas tudo o que o jovem podia dizer a eles era que um homem da idade do seu avô com cabelos grisalhos lhe disse para usá-la. Assim, a erva passou a ser conhecida como "cabelo grisalho do vovô".

Chinês – **Baitouweng** (Cabelo Grisalho do Vovô). 白头翁
Re – 1411.
Nome comum – Pulsatilla chinesa.
Família – Ranunculaceae.
Nome chinês – Homem de cabeça branca.
Nome científico – *Pulsatilla chineses* (Bge.), Regel.
Nome farmacêutico – *Radix pulsatillae.*

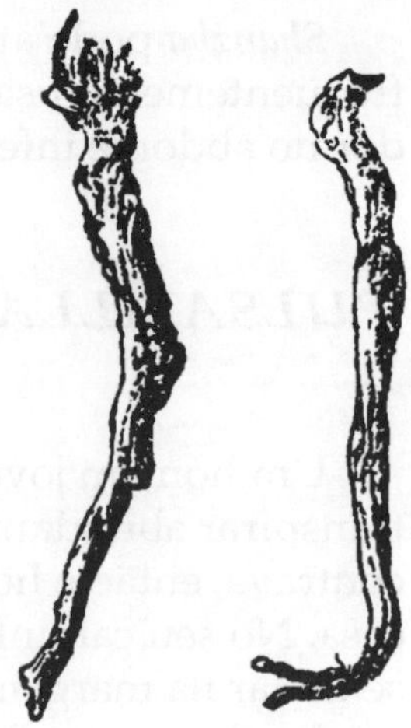

Parte usada – Planta inteira.
Dosagem – 10 a 18g.
Sabor – Amargo.
Energia – Fria.
Classe – Ervas para reduzir o calor excessivo dentro do corpo (Classe 2).
Meridianos – Estômago e intestino grosso.
Ações – Melhorar o calor, desintoxicar o sangue fresco e aliviar a disenteria.
Indicações – Disenteria, hemorragia nasal e hemorróidas.
Observações – De acordo com os experimentos, *Baitouweng* é um tônico cardíaco eficiente e pode interromper a diarréia.

INHAME CHINÊS (REMÉDIO DA MONTANHA, *SHANYAO*)

Dois reinos estavam em guerra entre si, com o reino mais forte tendo ganho a última batalha. Todos os soldados do reino derrotado escaparam para uma montanha alta para se esconder de seus inimigos, mas foram logo cercados por soldados vitoriosos, com suas linhas de comunicação completamente cortadas. Pensando que aqueles soldados na montanha não teriam escolha senão render-se mais cedo ou mais tarde, ou então morreriam de fome, o exército vitorioso começou a se divertir no sopé da montanha. Havendo cercado a montanha por um ano todo, estranhamente não viram nenhum soldado inimigo se render. Então uma noite um forte exército de soldados repentinamente apareceu da montanha para quebrar o cerco existente e marcou uma vitória decisiva sobre o reino mais forte.

O que os soldados haviam comido na montanha? Após seu suprimento de alimentos ter acabado, começaram a procurar por algo para comer e encontraram abundância de plantas com raízes grandes, as quais comeram enquanto seus cavalos comiam as vinhas destas. Uma vez que as plantas estavam crescendo na montanha e suas raízes eram poderosas como remédios, os soldados chamaram-na de "remédio da montanha".

Chinês – **Shanyao** (Remédio da Montanha). 山藥
Re – 0319.
Nome comum – Inhame chinês.
Família – Dioscoreaceae.
Nomes científicos – *Dioscorea opposita*, Thunb., e *Dioscorea batatas*, Decaisne.
Nomes farmacêuticos – *Rhizoma dioscoreae* e *Rhizoma batatatis*.

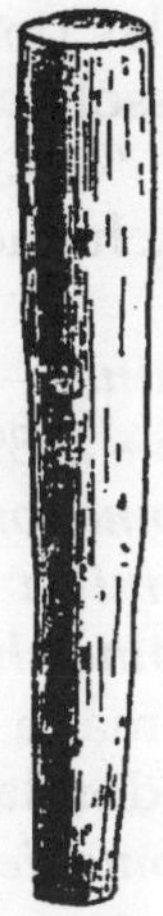

Parte usada – Raiz tuberosa.
Dosagem – 15g.
Sabor – Doce.
Energia – Neutra.
Classe – Ervas para corrigir deficiências.
Meridianos – Baço, estômago, pulmões e rins.
Ações – Fortalecer o baço e o estômago, aliviar a diarréia e tonificar os pulmões e rins.
Indicações – Deficiência do baço com falta de apetite, diarréia crônica, emissão seminal, corrimento vaginal e diabetes.
Observações – De acordo com os experimentos, *shanyao* pode reduzir o açúcar do sangue. Também pode tonificar o baço e interromper a diarréia, particularmente a diarréia devido à deficiência do baço, e o corrimento vaginal em mulheres.

GRAMA DE MOEDA (*JINQIANCAO*)

Um casal apaixonado estava vivendo feliz em um pequeno vilarejo, mas uma vez que nada dura para sempre, um dia o marido desenvolveu uma dor lombar, como se fosse cortado por uma faca, e morreu alguns dias depois. A esposa estava tão triste e confusa pela morte súbita de seu marido que insistiu que fosse realizada uma autópsia. Uma pedra foi encontrada na vesícula biliar de seu marido. A mulher levou a pedra consigo, mas ainda perplexa pelo fato de uma simples pedra ter matado seu marido. Entretanto, pendurou-a em seu pescoço, e a manteve dias e noites por vários anos.

No outono, foi às montanhas para colher algumas plantas, levando-as de volta para casa nas mãos. Na hora que chegou em casa, ficou surpresa ao perceber que o tamanho da pedra em seu pescoço havia encolhido pela metade Contou a todos que sabiam do incidente, mas ninguém pareceu acreditar nela. Então um dia um herbanário soube do acontecimento e ficou muito curioso.

"Que tipo de plantas você trouxe para casa naquele dia? Você poderia me levar ao lugar onde as apanhou?" perguntou a ela.

A mulher levou o herbanário até as montanhas onde apanhou as plantas, mas todas haviam desaparecido. Os dois não tiveram escolha senão esperar até o próximo ano.

No outono do ano seguinte, a mulher e o herbanário foram para as montanhas mais uma vez. Cortaram as plantas e a mulher as levou para casa da mesma maneira que havia feito no ano anterior. Desta vez, a pedra permaneceu do mesmo tamanho.

No outono do terceiro ano, os dois foram novamente às montanhas Cortaram diferentes tipos de plantas e colocaram a pedra sobre cada uma delas por um período de tempo, finalmente chegando a uma planta que dissolvia a pedra.

"Esta é realmente uma grande descoberta!" exclamou o herbanário. "Achamos a cura para pedras na vesícula biliar."

金錢草

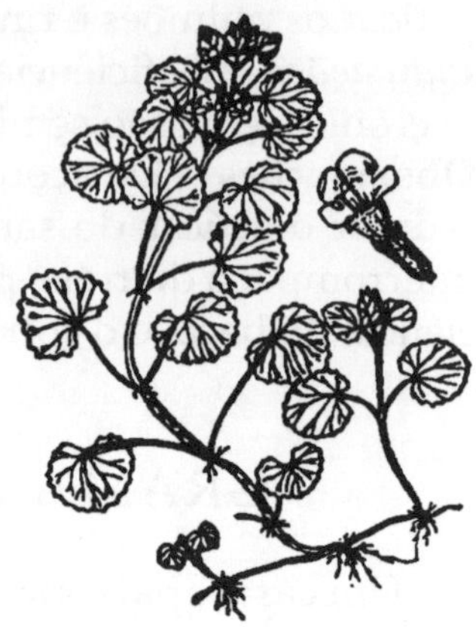

Chinês **– Jinqiancao** (Grama de Moeda).
Re – 2889.
Nome comum – Erva de hera do solo de tubo longo.
Família – Labiatae.
Nome chinês – Grama de moeda dourada (chamada assim porque as folhas da planta são redondas como uma moeda).
Nome científico – *Glechoma longituba* (Nakai), Kupr.
Nome farmacêutico – *Herba glechoma.*
Parte usada – Planta inteira.
Dosagem – 15 a 25g.
Sabor – Amargo e picante.
Energia – Fresca.
Classe – Ervas para reduzir a umidade no corpo (Classe 5).
Meridianos – Não determinados.
Ações – Melhorar o calor, promover a micção, suprimir a tosse, curar intumescimentos e agir contra efeitos tóxicos.
Indicações – Icterícia, edema, cálculos biliares, malária, doença pulmonar, tosse, vômito de sangue e reumatismo.
Observações – Os experimentos mostraram que *Jianqiancao* pode: 1. beneficiar a vesícula biliar e reduzir a icterícia; 2. promover a produção de bile do fígado e excreção da bile; 3. expelir cáculos hepáticos (hepatólitos); 4. expelir cálculos urinários; 5. ser usada como uma erva adjuvante para tratar doenças do fígado e vesícula biliar; e 6. promover a micção.

DANGGUI (DEVE RETORNAR)

Uma montanha alta na China estava cheia de ervas preciosas, mas poucas pessoas a subiam para pegá-las porque a rota era muito traiçoeira.

Um dia um grupo de homens jovens estava andando pela região e um deles gabou-se: "Sou o mais bravo de todos."

"Se você é tão bravo", disse outro companheiro, "eu o desafio a subir a montanha e trazer algumas ervas."

"Aceito seu desafio !" declarou o homem jovem.

Quando a contou a sua mãe a sua intenção de subir a montanha, contestou fortemente a princípio, mas então mais tarde cedeu dizendo: "Você é meu único filho e ficarei completamente sozinha após você ter ido. Já que você está noivo, por que ao menos não se casa antes de ir, e assim não ficarei sozinha?"

O jovem concordou e se casou. Antes dele partir, disse a sua mulher para se casar novamente se ele não retornasse para casa em 3 anos, porque a rota pela montanha era muito perigosa.

O jovem não retornou em um ano, nem em 2 anos muito menos em 3 anos. Então a mãe do jovem disse a sua nora para se casar novamente. No início hesitou, mas então concordou, pensando que seu marido tivesse morrido na montanha. .

Porém, alguns dias após seu casamento, o jovem subitamente voltou para casa, o que chocou todos no pequeno vilarejo. Todos os seus amigos o elogiaram por sua grande coragem em subir a montanha e o agradeceram por tantas ervas preciosas que havia colhido e trazido para casa. No meio de tanta alegria, o jovem ficou confuso com a ausência de sua esposa. Após perguntar sobre o paradeiro dela, soube que havia acabado de se casar novamente.

Lamentando por não ter retornado em 3 anos, o jovem pediu para encontrar sua antiga esposa. Mas ao saber do retorno de seu antigo marido, a esposa rompeu em lágrimas e ficou seriamente doente. Uma das ervas que o jovem apanhou na montanha era um grande tônico para mulheres, então cozinhou a erva e a deu para beber curando a doença da moça em poucos dias.

Para comemorar este incidente, um poeta chinês escreveu: "Devia ter voltado um pouco antes, mas falhou em retornar; devia esperar um pouco mais, mas falhou em esperar." A erva foi então chamada de "deve retornar".

Chinês – **Danggui** (Deve Retornar). 當歸
Re – 1763.
Nome comum – *Danggui*.
Família – Umbelliferae.
Nome chinês – Deve retornar (chamada assim porque, de acordo com a herbologia chinesa, tomando-se esta erva, a energia e o sangue de uma pessoa irão retornar sem desordem).
Nome científico – *Angelica sinensis* (Oliv.), Diels.
Nome farmacêutico – *Radix angelicae sinensis*.
Parte usada – Raiz.
Dosagem – 10g.
Sabor – Doce e picante.
Energia – Morna.
Classe – Ervas para corrigir deficiências (Classe 16).

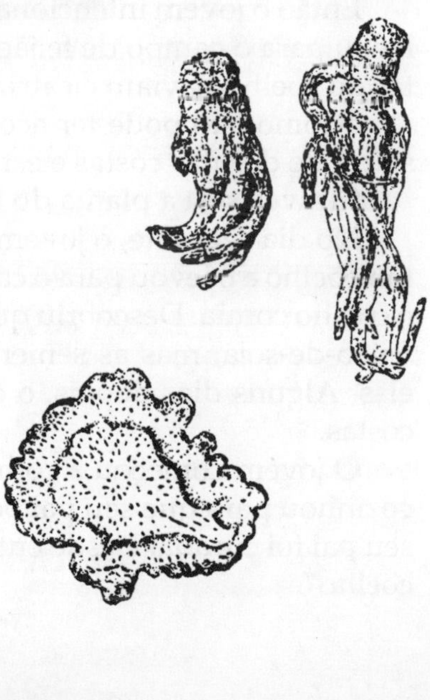

Meridianos – Coração, fígado e baço.

Ações – Tonificar o sangue, ativar o sangue, regular a menstruação e produzir deslizamento intestinal.

Indicações – Deficiência de sangue e coagulação causando supressão de menstruação e dor abdominal; reumatismo e constipação.

Observações – Os experimentos mostraram que *Danggui* pode proteger o fígado e regular a menstruação, e que contém óleos voláteis e ácido fólico.

Uma vez que *Danggui* pode tonificar e ativar o sangue simultaneamente, é uma erva eficiente para mulheres. *Danggui* e *Shudihuang* são dois dos mais importantes tônicos sangüíneos.

CUSCUTA (SEMENTE DE COELHO, *TUSIZI*)

Um homem jovem foi contratado por um fazendeiro para cuidar de seus coelhos. Sendo um funcionário carrancudo, o fazendeiro o advertiu que a morte de um coelho custaria um quarto de seu salário, o que deixou o jovem muito nervoso.

Um dia este jovem acidentalmente derrubou uma vara de bambu sobre um coelho, quebrando sua coluna; o coelho ficou caído no chão incapaz de se mover. O jovem estava com medo que seu patrão pudesse descobrir, então tirou o coelho do cercado e o escondeu no campo de plantação de feijão-de-soja, onde o pobre coelho continuou deitado como tivesse morrido.

O fazendeiro descobriu que estava faltando um coelho, então o jovem foi ao campo para trazê-lo de volta. Para sua surpresa, o coelho estava correndo pelo campo. Correu atrás dele por algum tempo, antes de finalmente pegá-lo e trazê-lo de volta para o cercado.

Então o jovem intencionalmente quebrou as costas de outro coelho e o levou para o campo de feijão-de-soja. Alguns dias depois, viu que as costas do coelho haviam cicatrizado completamente.

"Como isto pode ter acontecido?" perguntou depois ao seu pai, que sofria de dor nas costas e estava deitado em uma cama há muitos anos.

"Talvez seja a planta do feijão-de-soja", ponderou seu pai.

No dia seguinte, o jovem deliberadamente quebrou as costas de mais um coelho e o levou para o campo. Mas desta vez, observou de perto o que o coelho comia. Descobriu que o coelho não estava comendo as plantas do feijão-de-soja, mas as sementes de uma planta parasita que vivia sobre elas. Alguns dias depois, o coelho havia se recuperado de sua lesão nas costas.

O jovem começou a colher as sementes da planta parasita e então as cozinhou para que seu pai bebesse; logo depois disso, a dor nas costas de seu pai foi curada! Desde então, a erva ficou conhecida como "semente de coelho".

Chinês – **Tusizi** (Semente de Coelho). 菟丝子
Re – 4125.
Nome comum – Semente de cuscuta.
Família – Convolvulaceae.
Nome chinês – Semente de seda de lebre.
Nomes científicos – *Cuscuta chinesis*, Lam., e *Cuscuta japonica*, Choisy.

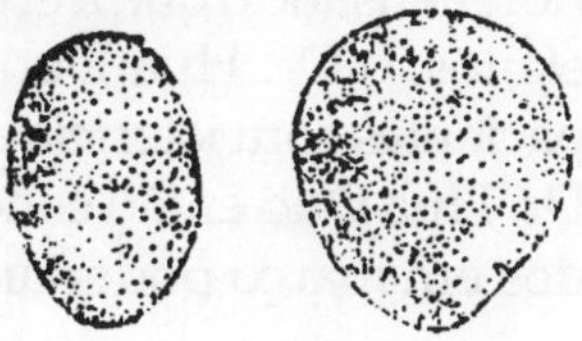

Nome farmacêutico – *Semen cuscutae.*
Parte usada – Semente madura.
Dosagem – 5 a 10g.
Sabor – Picante e doce.
Energia – Neutra.
Classe – Ervas para corrigir deficiências (Classe 16).
Meridianos – Fígado e rins.
Ações – Tonificar o fígado e rins, fortalecer o *Yang* e aliviar a diarréia.
Indicações – Impotência, emissão seminal, diarréia, lumbago e feto inseguro.
Observações – *Tusizi* pode tonificar o fígado e os rins para tratar lumbago e pernas fracas devido às deficiências do fígado e rins. É uma erva eficaz para o tratamento de impotência, emissão seminal e ejaculação precoce e enurese devido à deficiência renal.

ARTEMISIA SEMPRE-VERDE (BROTO SEMPRE-VERDE, *YINCHENHAO*)

Uma vez um homem sofrendo de icterícia tinha tez pálida e olhos deprimidos. Seus amigos o chamavam de "Sr. Barata" porque tinha perdido tanto peso que parecia uma barata.

Um dia o Sr. Barata foi consultar um médico famoso chamado Hua Duo. Mas este lhe disse que não havia cura para icterícia, então o Sr. Barata voltou tristemente para casa.

Alguns meses depois, quando o Dr. Hua Duo passou pela rua do Sr. Barata, ficou surpreso de vê-lo ainda vivo e com boa saúde. Perguntou quem o havia tratado e o que havia tomado, mas ficou sabendo que a icterícia desapareceu por si mesma. O Dr. Hua Duo não estava acreditando, então o Sr. Barata explicou depois que devido a sua doença, ficou sem dinheiro nos últimos meses e teve que viver de uma planta em particular como alimento. Então levou o Dr. Hua Duo para ver a planta, a qual começou subseqüentemente a usá-la para tratar seus pacientes com icterícia. Mas para sua decepção, os tratamentos não funcionaram, o que o deixou bastante confuso.

Após questionar o Sr. Barata, o Dr. Hua Duo ficou convencido de que ele tinha, de fato, identificado a planta certa, que colheu em março do ano anterior. Pensando que a época da colheita da planta devia ter algo a ver com seus efeitos, o Dr. Hua Duo colheu a planta em março e a usou para tratar seus pacientes com icterícia e, desta vez, todos os seus pacientes se recuperaram. O Dr. Hua Duo então concluiu que apenas as folhas mais macias e galhos colhidos em março poderiam ser usados para tratar a icterícia.

茵陳蒿

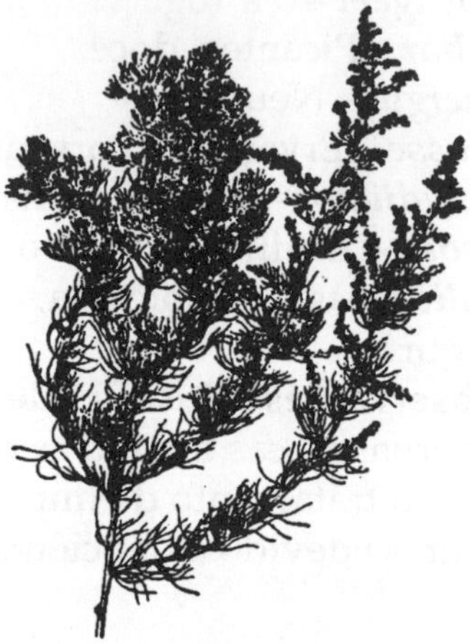

Chinês – **Yinchenhao** (Broto Sempre-Verde).
Re – 3305.
Nome comum – Erva de absinto "virgate" e erva de absinto capilar.
Família – Compositae.
Nome chinês – Colchão de absinto antigo.
Nome científico – *Artemisia capillaris*, Thunberg.
Nomes farmacêuticos – *Herba artemisiae capillaris* e *Herba artemisiae scopariae*.
Partes usadas – Sementes e brotos.
Dosagem – 15 a 30g.
Sabor – Amargo e picante.
Energia – Levemente fria.
Classe – Ervas para reduzir a umidade no corpo (Classe 5).
Meridiano – Vesícula biliar.
Ações – Melhorar o calor úmido e reduzir a icterícia.
Indicações – Icterícia devido ao calor úmido e hepatite infecciosa aguda com icterícia.
Observações – Os experimentos mostraram que *Yinchenhao* pode: 1. proteger o fígado; 2. reduzir a transaminase; 3. beneficiar a vesícula biliar e reduzir a icterícia; 4. promover a produção da bile do fígado e excreção da bile; 5. ser usada como uma erva antiviral geral; e 6. ser usada como uma erva adjuvante para tratar as doenças do fígado e vesícula biliar. *Yinchenhao* é particularmente boa para remover o calor úmido no fígado e vesícula biliar e é com freqüência usada para tratar a icterícia do calor úmido.

EVODIA (FRUTA DE WU-ZHU, *WUZHUYU*)

Na China antiga, era comum para o reino menor e mais fraco pagar impostos a um reino maior e mais forte para evitar a guerra entre ambos. Assim, o Reino Wu, que era pequeno e fraco, pagava impostos todos os anos ao Reino Chu, que era muito maior e mais forte.

Na primavera de um bom ano, o embaixador do Reino Wu trouxe uma erva como um presente de ano novo para o rei do Reino Chu e disse ao rei que se chamava "Erva do Reino Wu" porque era a erva nacional do reino. Mas o rei estava visivelmente ofendido e recusou o presente.

"Como um reino fraco e pequeno como o Reino Wu teria uma erva nacional? Não a aceito como presente," disse o rei.

O embaixador estava terrivelmente humilhado e pronto para retornar para seu país com a "Erva do Reino Wu", mas um médico no Reino Chu, chamado Dr. Zhu, confidencialmente persuadiu o embaixador a dar a erva a ele. O Dr. Zhu plantou as sementes, e um ano mais tarde a "Erva do Reino Wu" se tornou disponível no Reino Chu.

Um dia o rei do Reino Chu estava com dor abdominal severa, então o Dr. Zhu cozinhou a "Erva do Reino Wu" e deu a sopa ao rei, que curou sua dor abdominal instantaneamente. O rei ficou encantado. Perguntou ao Dr. Zhu o nome da erva e soube que era a "Erva do Reino Wu". Percebendo o valor desta, o rei mudou o nome para "Fruta de Wu-Zhu". O rei deu três boas razões para o novo nome: primeira, a erva era uma fruta; segunda, era originalmente a erva do Reino Wu; e terceira, foi o Dr. Zhu que plantou a erva no seu reino.

吴茱萸

Chinês – **Wuzhuyu** (Fruta de Wu-Zhu).
Re – 2280.
Nome comum – *Evodia.*
Família – Rutaceae.
Nome chinês – *Evodia* de Wu (chamada assim porque a erva crescida no distrito de Wu é geralmente considerada a melhor).

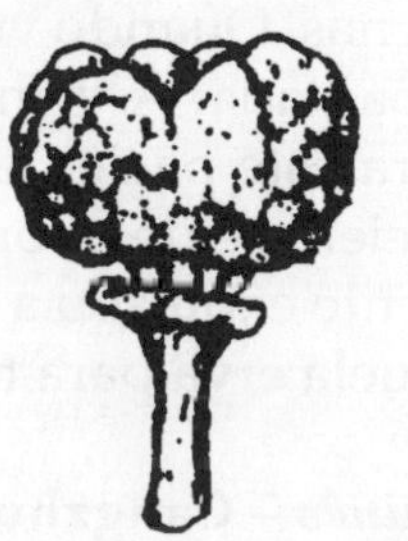

Nomes científicos – *Euodia rutaecarpa* (Juss.), Benth., Euodia rutaecarpa (Juss.), Benth., var. *officinalis* (Dode), Huang, e *Euodia rutaecarpa* (Juss.), Benth., var. *bodinieri* (Dode), Huang.
Nome farmacêutico – *Fructus euodiae.*
Parte usada – Fruta não madura.
Dosagem – 5g.
Sabor – Picante.
Energia – Morna.

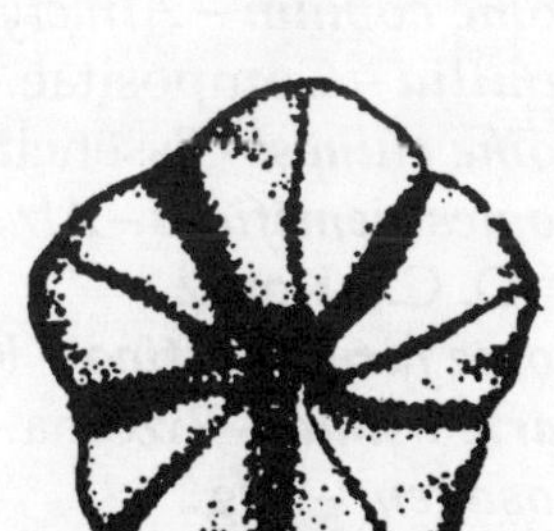

Classe – Ervas para reduzir sensações de frio dentro do corpo (Classe 4).
Meridianos – Fígado, rins, baço e estômago.
Ações – Aquecer as regiões internas, dispersar o frio, aliviar o vômito e a dor.
Indicações – Dor abdominal fria, vômito, diarréia e cefaléia.

Observações – *Wuzhuyu* é particularmente boa para aquecer o fígado e o baço e aliviar a dor; é freqüentemente usada para tratar a deficiência de frio do estômago, baço e frio de fígado com dor hernial no abdome inferior, assim como dor menstrual e cefaléia.

Huanglian (rizoma de pérola amarela) e *Wuzhuyu* podem ser cozidas juntas para tratar dor nas costelas, acidez estomacal excessiva e eructação associada ao "fogo do fígado".

ATRACTYLODES CINZA (RIZOMA CINZA, *CANGZHU*)

Uma vez uma sábia velha monja gabou-se de que podia curar todos os tipos de doenças com ervas. Mas, sendo astuciosa e ambiciosa por natureza, esta monja tratava apenas pacientes ricos, expulsando qualquer paciente pobre que não pudesse pagar pelas ervas. A monja não colhia as ervas, mas ordenava a uma jovem monja que fizesse tal tarefa.

Então um dia, uma pobre pessoa que sofria de reumatismo nas pernas, com ambas inchadas e doloridas, visitou a monja, que a mandou embora, pois não podia pagar pelas ervas. A jovem monja, sendo boa por natureza, mas sabendo pouco ou nada sobre ervas, deu à pessoa uma erva que havia colhido sem saber para que ela era indicada.

A pessoa correu para casa e cozinhou a erva que, por acaso, curou suas pernas. Quando voltou para agradecer a velha monja, ficou naturalmente espantada. A velha monja lembrou que não havia dado quaisquer ervas para este paciente, então como poderia estar curado? Pediu detalhes ao paciente e descobriu que foi a jovem monja que lhe deu a erva. Imediatamente expulsou a jovem monja, que então foi para casa e começou a usar aquela erva para tratar os pacientes com pernas inchadas e doloridas.

Chinês – **Cangzhu** (Rizoma Cinza). 蒼朮
Re – 2174.
Nome comum – *Atractylodes* cinza.
Família – Compositae.
Nome chinês – Essência cinza (tradução literal).
Nomes científicos – *Atractylodes lancea* (Thunb.), D. C., e *Atractylodes chinensis* (D. C.), Koidz.
Nome farmacêutico – *Rhizoma atractylodis*.
Parte usada – Rizoma.
Dosagem – 10g.
Sabor – Picante e amargo.
Energia – Morna.
Classe – Ervas para reduzir a umidade no corpo (Classe 5).

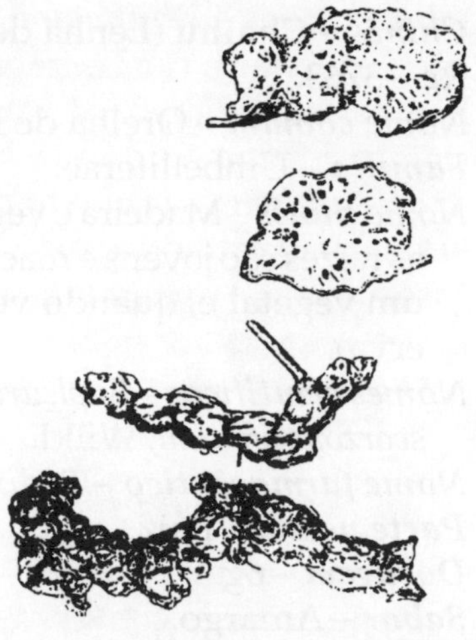

Meridianos – Baço e estômago.
Ações – Secar a umidade, expelir o vento, aliviar a dor e aguçar a visão.
Indicações – Reumatismo, pernas fracas, cegueira noturna e pele pruriente.
Observações – Os experimentos mostraram que *Cangzhu* pode reduzir o açúcar do sangue e contém óleos voláteis.

Cangzhu pode ser cozida com *Huangbai* (córtex amarelo) para remover o calor e secar a umidade. Esta combinação é considerada boa para dor na região inferior associada ao calor úmido, bem como pernas enfraquecidas e eczema.

ORELHA DE LEBRE (LENHA DE WHO, *CHAIHU*)

Um governador chamado Who havia contratado um jovem como seu empregado doméstico. Este empregado sofria de uma doença com febre e calafrios que se alternavam e transpiração abundante. Uma vez o jovem estava muito doente e não podia trabalhar, então o governador Who o despediu.

Não tendo lugar para ir, este jovem empregado caminhou até um pequeno lago na vizinhança. Após deitar-se ao lado do pequeno lago por algumas horas, o jovem empregado começou a sentir sede e fome, então instintivamente começou a beber um pouco de água suja do pequeno lago e a comer algumas plantas que estavam crescendo na sua margem. As plantas que comeu foram aquelas que pareciam as mais comestíveis naquelas circunstâncias.

O empregado conseguiu sobreviver bebendo a água do pequeno lago e comendo estas plantas. Então, estranhamente, no 7º dia, começou a recuperar a força e se sentia capaz de trabalhar novamente, então voltou para a casa do governador Who. Surpreso em ver seu antigo empregado vivo e bem, o governador Who lhe deu de volta seu antigo emprego.

Um ano mais tarde, o único filho do governador Who começou a desenvolver uma doença com febre e calafrios que se alternavam e transpiração abundante – a mesma doença que seu jovem empregado teve no ano anterior. O governador Who ordenou a seu jovem empregado que fosse ao pequeno lago e apanhasse a planta que havia comido quando estava doente. O empregado cozinhou a planta e a doença do filho foi curada dentro de 7 dias. O governador Who chamou a erva de "Lenha de Who" em sua homenagem e porque a planta era normalmente usada como lenha.

Chinês **– Chaihu** (Lenha de Who). 柴胡
Re – 3763.
Nome comum – Orelha de lebre.
Família – Umbelliferae.
Nome chinês – Madeira e vegetal (chamada assim quando as raízes são jovens e macias, podem ser comidas como um vegetal e, quando velhas, são usadas como uma erva).
Nomes científicos – *Bupleurum chinense*, DC., e *Bupleurum scorzonerifolium*, Willd.
Nome farmacêutico – *Radix bupleuri.*
Parte usada – Raiz.
Dosagem – 6g.
Sabor – Amargo.
Energia – Levemente fria.
Classe – Ervas para induzir a transpiração (Classe 1).
Meridianos – Fígado, vesícula biliar, pericárdio e *Sanjiao* (inclusive as cavidades torácica, abdominal e pélvica).
Ações – Elevar o *Yang*, dispersar o calor, aliviar a congestão e dispersar a energia do fígado.
Indicações – Malária, dor nas costelas, fluxo menstrual irregular e prolapso anal.

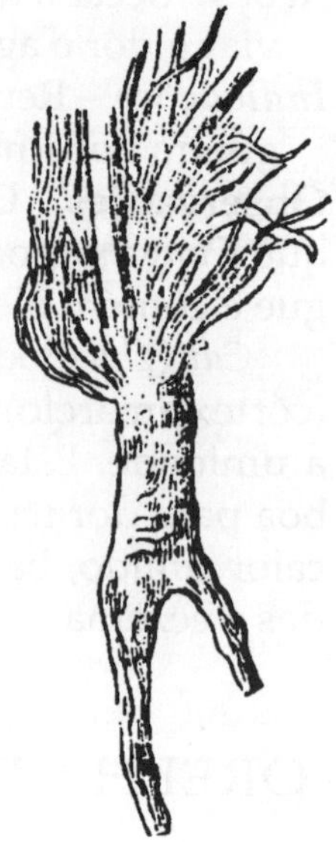

Observações – Os experimentos mostraram que *Chaihu* tem seis ações principais: 1. reforçar a resistência de vasos capilares; 2. proteger o fígado; 3. beneficiar a vesícula biliar e reduzir a icterícia; 4. promover a produção de bile no fígado e a excreção de bile; 5. tratar o fígado gorduroso; e 6. suavizar e encolher o fígado e o baço.

Chaihu pode elevar e dispersar preferivelmente a força, motivo pelo qual é usada em grandes quantidades, pode causar efeitos negativos. *Chaihu* é uma erva basicamente *Yang* e, como tal, é muito flexível e pode ser combinada com várias ervas para produzir diferentes efeitos. Por exemplo, *Chaihu* pode ser combinada com *Gegen* (*Radix puerariae*) para induzir a transpiração e relaxar as regiões superficiais, com *Changshan* (*Radix dichroae*) para curar a malária, e com *Huangqin* (*Radix scutellariae*) para relaxar as regiões superficiais e sedar o calor.

MADRESSILVA JAPONESA (FLOR DOURADA-PRATEADA, *JINYINHUA*)

Um casal vivia em um pequeno vilarejo com duas meninas gêmeas; uma era chamada Flor Dourada e a outra Flor Prateada. As meninas gêmeas, que sempre se amaram, cresceram juntas e prometeram uma a outra que nunca se casariam e nem se separariam uma da outra.

Não muito tempo depois de completar 17 anos, Flor Dourada subitamente ficou doente com febre alta e manchas vermelhas por todo o corpo.

"Esta é uma doença contagiosa e não há cura. Todos devem ficar longe da paciente," avisou o médico que fez o diagnóstico.

Mas Flor Prateada insistiu em ficar perto de sua irmã de qualquer forma e ninguém poderia convencê-la do contrário.

Entretanto, o médico estava certo; era realmente uma doença contagiosa, e as duas irmãs morreram alguns dias depois e foram enterradas juntas.

Na primavera do ano seguinte, todos os tipos de plantas estavam crescendo por todo o cemitério, mas nada crescia nas sepulturas das duas irmãs, exceto uma planta com muitas flores amarelas e brancas. As pessoas no vilarejo ficaram muito curiosas a respeito deste estranho fenômeno, e algumas estavam mesmo convencidas de que as irmãs gêmeas haviam se transformado em flores.

Na época em que a flor estava em florescência completa, duas meninas gêmeas no vilarejo apresentaram febre alta e manchas vermelhas por todo o corpo – com exatamente a mesma doença que matou Flor Dourada e Flor Prateada. Os pais chamaram o mesmo médico para tratar suas pequenas filhas, o diagnóstico foi o mesmo.

Apesar de saberem que não havia cura para a doença, os pais foram em frente e colheram as flores que cresceram nas sepulturas das duas irmãs falecidas e as cozinharam para que suas filhas as bebessem. As duas pequenas meninas logo se recuperaram da doença para aproveitar sua felicidade novamente.

As pessoas no vilarejo nomearam a erva em homenagem às duas irmãs gêmeas falecidas, chamando-a de "flor dourada-prateada".

金銀花

Chinês – **Jinyinhua** (Flor Dourada-Prateada).
Re – 2894.
Nome comum – Madressilva japonesa.
Família – Caprifoliaceae.
Nome chinês – Flor dourada-prateada (chamada assim porque tem ambas as cores).
Nomes científicos – *Lonicera japonica,* Thunb., *Lonicera hypoglauca,* Miq., *Lonicera confusa,* DC., e *Lonicera dasystyle,* Rehd.
Nome farmacêutico – *Flos lonicerae.*
Parte usada – Botões.
Dosagem – 12g.
Sabor – Doce.
Energia – Fria.
Classe – Ervas para reduzir o calor excessivo dentro do corpo (Classe 2).

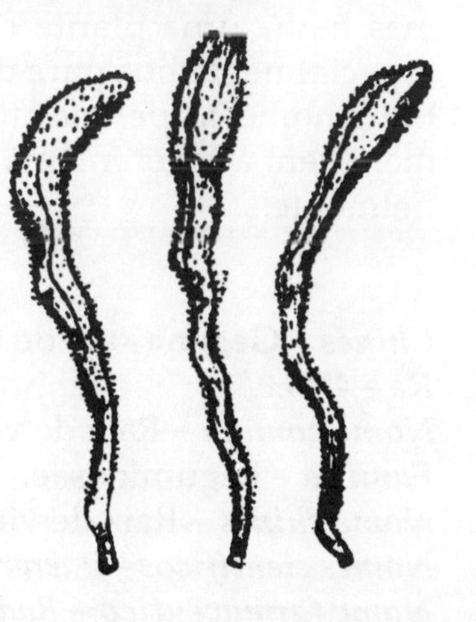

Meridianos – Pulmões, estômago, coração e baço.
Ações – Melhorar o calor, agir contra os efeitos tóxicos, resfriar o sangue e dispersar o vento e o calor.
Indicações – Carbúnculos, disenteria e dor de garganta com protuberância.
Observações – Os experimentos mostraram que *Jinyinhua* pode produzir cinco efeitos principais: 1. proteger o fígado; 2. inibir a gripe; 3. inibir a caxumba; 4. reduzir a gordura corpórea; e 5. ser usada como uma erva antibacteriana.

Além disso, uma vez que esta erva contém lonicerina, saponina e inositol, e apresenta efeitos antibacterianos e antivirais está agora sendo usada amplamente para tratar o resfriado comum, gripe, cistite, artrite, infecções oculares e de garganta e hepatite contagiosa.

VINHA DE KUDZU (RAIZ DE GE, *GEGEN*)

O Sr. Ge foi um alto oficial do governo por muitos anos, mas quando este foi derrubado pelos rebeldes, os membros da família Ge foram todos mortos, exceto o filho mais velho, que conseguiu escapar.

Um velho herbanário estava acordado quando ouviu alguém gritar por socorro; abriu a janela e viu uma criança de cerca de 10 anos em pé do lado de fora da porta. O velho herbanário abriu a porta para deixá-lo entrar.

"Qual é o problema?" perguntou o velho herbanário.

A criança explicou o que havia ocorrido com sua família e disse que ele era a raiz de Ge, querendo dizer que era o único sobrevivente na família para levar o nome Ge à posteridade.

O velho herbanário foi solidário e concordou em adotá-lo. Os dois costumavam ir à montanha próxima para colher ervas todos os dias, mas havia uma planta em particular que mais colhiam, cuja raiz era especialmente boa para dor no pescoço e febre. Uma vez que a erva não tinha nome, as pessoas no vilarejo a chamaram de "raiz de Ge" em homenagem ao menino e à família Ge, que havia servido ao governo tão fielmente.

Chinês – **Gegen** (Raiz de Ge). 葛根
Re – 4796.
Nome comum – Raiz de vinha de kudzu lobulada.
Família – Leguminosae.
Nome chinês – Raiz de vinha de kudzu lobulada.
Nomes científicos – *Pueraria lobata (Wild.)*, Ohwi, e *Pueraria thomsanii*, Benth.
Nome farmacêutico – *Radix puerariae.*

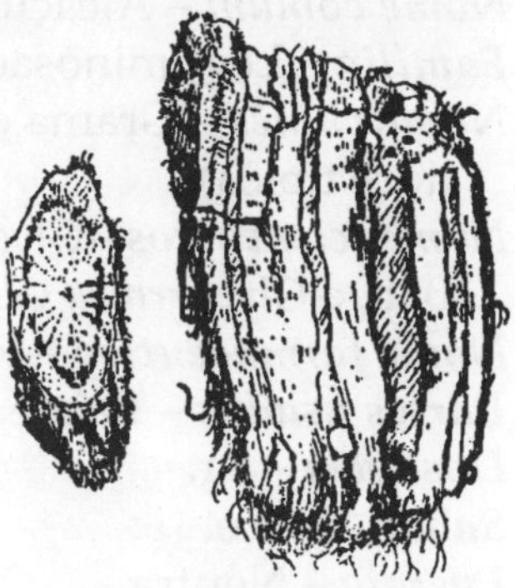

Parte usada – Raiz.
Dosagem – 10 a 25g.
Sabor – Doce e picante.
Energia – Neutra.
Classe – Ervas para induzir a transpiração (Classe 1).
Meridianos – Pulmões e estômago.
Ações – Induzir a transpiração, limpar o calor, facilitar a erupção de sarampo, elevar a energia limpa e aliviar a diarréia.
Indicações – Sarampo antes de erupção, diarréia (mais usada na forma assada), cefaléia e pescoço rijo.
Observações – Os experimentos mostraram que *Gegen* pode: 1. expandir as artérias coronárias e prevenir a *angina pectoris*; 2. reduzir o calor e diminuir a pressão sangüínea; e 3. reduzir o açúcar do sangue.

Além disso, de um ponto de vista tradicional, *Gegen* é boa para relaxar músculos, reduzir o calor, facilitar a erupção de sarampo, produzir líquidos e saciar a sede. *Gegen* pode ser combinada com *Mahuang* para tratar rigidez na parte de trás do pescoço.

ALCAÇUZ (RAIZ DOCE, *GANCAO*)

Um herbanário popular saiu de casa para fazer atendimentos a domicílio e por mais de um mês não havia retornado. Isto estava naturalmente causando ansiedade entre seus pacientes que chegavam para tratamento. Sua esposa estava muito preocupada com estes pacientes e decidiu fazer algo a respeito.

Como conhecia pouco sobre ervas, começou a experimentar todas – provou ervas azedas, amargas, salgadas, picantes e doces. Pensando que a maioria das pessoas iria preferir as ervas doces, decidiu dar a todos os pacientes a mesma erva.

Esta erva doce produziu resultados bons e muitos pacientes vieram para adquiri-la. De fato, o negócio ficou muito melhor na ausência do herbanário, o que o deixou muito confuso após seu retorno.

Imaginando como esta erva doce poderia trazer tão bons resultados, o herbanário decidiu continuar dando-a a todos os pacientes que vinham vê-lo. Descobriu que a erva era mais eficiente para pouca energia, tosse, dor e fadiga e a chamou de "erva doce" porque tinha gosto doce.

Chinês – **Gancao** (Raiz Doce). 甘草
Re – 1187.

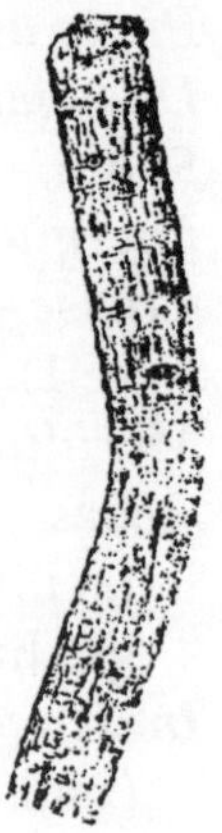

Nome comum – Alcaçuz.
Família – Leguminosae.
Nome chinês – Grama doce (chamada assim porque é uma erva doce típica).
Nomes científicos – *Glycyrrhiza uralensis,* Fisch., *Glycyrrhiza inflata,* Bat., e *Glycyrrhiza Glabra.* (L.)
Nome farmacêutico – *Radix glycyrrhizae.*
Partes usadas – Raiz e raiz tuberosa.
Dosagem – 5g.
Sabor – Doce.
Energia – Neutra.
Classe – Ervas para corrigir deficiências (Classe 16).
Meridianos – Doze meridianos.
Ações – Tonificar o baço, beneficiar a energia, produzir líquidos, desintoxicar, harmonizar várias ervas e retardar o avanço de sintomas.
Indicações – Fraqueza do baço e estômago, tosse seca, dor de garganta, dor abdominal aguda, carbúnculos, inchaço e envenenamento.
Observações – Os experimentos mostraram que *Gancao* pode produzir cinco efeitos principais: 1. proteger o fígado; 2. produzir hormônios adrenocorticais; 3. inibir a gripe; 4. ser eficiente para a leucemia; e 5. reduzir a gordura do sangue.

MAGNÓLIA COM FLOR DE LÍRIO (BOTÃO DE BÁRBARO, *XINYI*)

Um oficial do governo sofria de uma doença nasal, que o incomodava muito, pois a coriza nasal tinha um cheiro horrível e constantemente bloqueava seu nariz, forçando-o a respirar pela boca. Procurou ajuda de muitos herbanários, mas ninguém parecia ser capaz de ajudá-lo. Seus amigos o aconselharam a tirar férias e viajar pelo país para respirar ar fresco, o que pensavam que poderia dar a ele mais confiança do que qualquer erva.

Ao estar prestes a tirar férias, decidiu seguir o conselho de seus amigos. Tirou umas férias antecipadas e logo após embarcou em uma viagem para a fronteira. Lá, encontrou um habitante da fronteira que era um herbanário, que lhe deu um remédio herbal para distúrbios nasais. Após usá-lo por um tempo, curou seu problema.

O oficial do governo trouxe as sementes da erva consigo para plantar em seu próprio jardim. Quando as pessoas lhe perguntavam que erva era, ele lhes dizia que era chamada de "botão do bárbaro". Por que? Porque os chineses sempre chamaram os habitantes da fronteira de bárbaros, e o botão da planta é usado como uma erva.

Chinês – Xinyi (Botão de Bárbaro). 辛夷
Re – 2354.
Nome comum – Magnólia com flor de lírio.
Família – Magnoliaceae.
Nome chinês – Magnólia picante.
Nomes científicos – *Magnolia biondii*, Pamp., *Magnolia denudata*, Desr., e *Magnolia liliflora*, Desr.
Nome farmacêutico – *Flos magnoliae.*
Parte usada – Botões secos.
Dosagem – 3 a 10g.
Sabor – picante.
Energia – Morna.
Classe – Ervas para induzir a transpiração (Classe 1).
Meridianos – Pulmões e estômago.
Ações – Expelir o vento, dispersar o frio e abrir as passagens nasais.
Indicações – Coriza nasal espessa, cefaléia e sinusite.

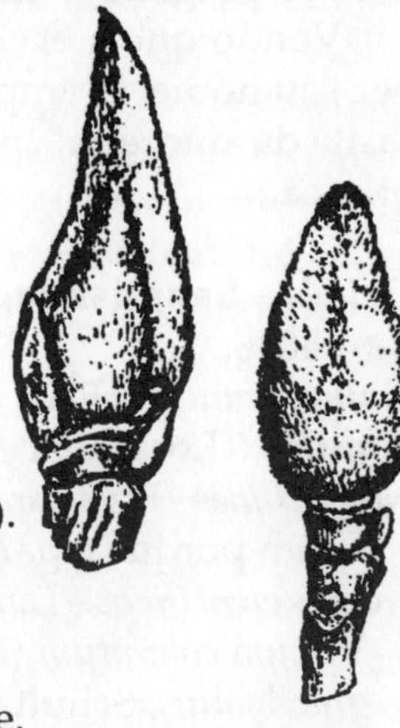

Observações – *Xinyi* se estende até a face e entra no nariz em particular, motivo pelo qual é uma erva eficaz para sintomas nasais.

Xinyi pode ser combinada com *Huangqin* e *Cangerzi* para tratar os sintomas de calor predominantemente do nariz.

VISCO (PARASITA DA AMOREIRA, *SANGJISHENG*)

O filho de um homem rico sofria de reumatismo severo. Uma vez que não havia cura, ficou preso à cama por vários anos. O homem rico ouviu a respeito de um herbanário que morava em uma fazenda cerca de 804km dali, então enviou seu empregado para comprar algumas ervas para ele.

Cada viagem durava três semanas para que o empregado chegasse até o herbanário e voltasse. O empregado fez várias viagens e trouxe mais de 100 sacolas de ervas, mas o filho do homem rico ainda estava preso à cama e não mostrava a mais leve melhora.

Um dia quando estava nevando muito forte, o empregado estava em sua viagem de rotina até o herbanário. Se sentiu incomumente exausto e parou para descansar debaixo de uma amoreira branca. Observou uma planta crescendo na amoreira branca que se parecia com uma erva que levava para casa todas as vezes. De repente pensou: "Por que não apanho esta planta e a levo para casa e digo ao patrão que é do herbanário? De qualquer maneira, nada funcionou para a condição de seu filho." Então o empregado apanhou a planta e a levou para casa.

Uma vez que isto provou ser muito conveniente para o empregado, o repetiu nos dois meses seguintes. Estranhamente, após tomar a planta apanhada pelo empregado, o filho do homem rico recuperou-se gradualmente.

Vendo que a erva havia curado seu filho, o homem rico queria saber seu nome. O empregado disse a ele que a erva era chamada de "parasita da amoreira", porque era uma planta parasita que vivia na amoreira branca.

桑寄生

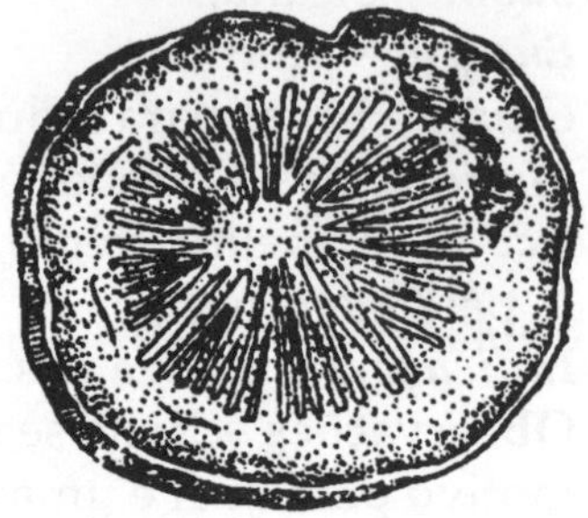

Chinês – **Sangjisheng** (Parasita da Amoreira).
Re – 4046.
Nome comum – Erva de visco colorida.
Família – Loranthaceae.
Nome chinês – Erva parasítica da amoreira (chamada assim porque é parasítica nas amoreiras).
Nomes científicos – *Loranthus parasiticus* (L.), Merr., *Viscum coloratum* (Kom.), Nakai, e *Loranthus gracilifolius*, Schult.
Nomes farmacêuticos – *Ramulus loranthi* ou *Ramus loranthi (Sangjisheng)* e *Herba visci* ou *Ramus visci cum Folio (Hujisheng).*
Parte usada – Talos.
Dosagem – 10g.
Sabor – Amargo.
Energia – Neutra.
Classe – Ervas para corrigir deficiências (Classe 16).
Meridianos – Fígado e rins.
Ações – Nutrir o sangue, expelir o vento, fortalecer os tendões e ossos, segurar o feto e promover a secreção de leite.
Indicações – Deficiência sangüínea, lumbago, pernas fracas, feto inseguro e deficiência de secreção de leite.
Observações – Os experimentos mostraram *Sangjisheng* pode produzir sete efeitos principais: 1. expandir as artérias coronárias e prevenir contra *angina pectoris*; 2. diminuir a pressão sangüínea por tonificação; 3. inibir a gripe; 4. reduzir a gordura corpórea; 5. ser geralmente eficiente na redução da pressão sangüínea; 6. aliviar a dor; e 7. ser usada como uma erva antireumática.

GINSENG FALSO (RAIZ TRÊS-SETE, *SANQI*)

Dois bons amigos prometeram um ao outro que iriam sempre se ajudar, como bons irmãos. De fato, as pessoas até mesmo começaram a chamá-los de irmãos.

Um dia, o irmão mais jovem sofreu uma hemorragia nasal severa que não cessava. Então o irmão mais velho imediatamente correu para casa para pegar algumas ervas de seu quintal e cozinhá-las para o irmão mais jovem beber, o que cessou sua hemorragia nasal instantaneamente. O irmão mais jovem apanhou depois um ramo de uma planta em seu próprio quintal para o caso dele precisar no futuro.

Um anos mais tarde, o filho de um oficial do governo sofreu uma hemorragia nasal severa, então o irmão mais novo imediatamente correu até seu jardim para apanhar a erva e dar ao oficial do governo, prometendo que funcionaria. O oficial do governo cozinhou a erva e deu ao seu filho a sopa, que falhou cessar a sua hemorragia nasal. O oficial do governo estava furioso e o irmão mais novo se sentiu terrivelmente humilhado. Foi se defrontar com seu irmão mais velho, que explicou que para a erva ser eficiente, a planta tinha que ter entre 3 e 7 anos de idade. Assim, a planta é chamada "raiz três-sete", pois esta é usada como erva.

Chinês – **Sanqi** (Raiz Três-Sete). 三七
Re – 0096.
Nome comum – Ginseng falso.
Família – Araliaceae.
Nome chinês – Três-sete e tinta da montanha (chamada assim porque esta planta tem três folhas à esquerda e quatro à direita e pode cicatrizar furúnculos como tinta).

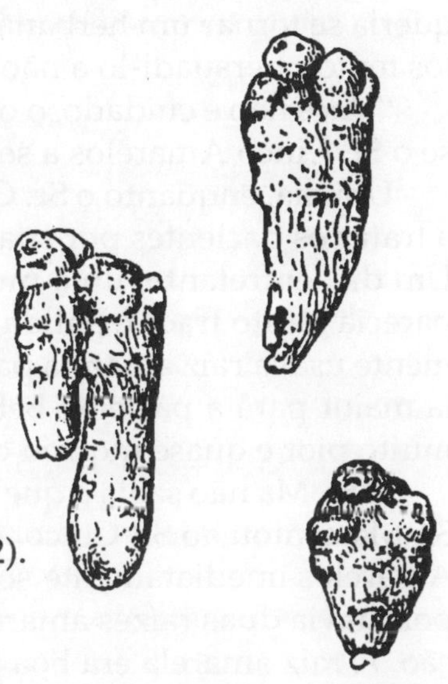

Nome científico – *Panax notoginseng* (Burk.), F. H. Chen.
Nome farmacêutico – *Radix notoginseng*.
Purle usada – Raiz.
Dosagem – 8g.
Sabor – Doce e levemente amargo.
Energia – Quente.
Classe – Ervas para regular o sangue (Classe 12).
Meridianos – Fígado e estômago.
Ações – Suspender hemorragias de vários tipos, promover a circulação sangüínea, curar intumescimentos e aliviar a dor.
Indicações – Hemorragias de vários tipos.
Observações – Os experimentos mostraram que *Sanqi* pode produzir quatro efeitos principais: 1. expandir as artérias coronárias; 2. prevenir a *angina pectoris*; 3. aumentar e proteger as plaquetas sangüíneas; e 4. ser um coagulante eficaz e suspender hemorragia (como um hemostático).

Sanqi pode aliviar a dor e reduzir o intumescimento e é freqüentemente usada para tratar lesões. Para melhores resultados, deve ser aplicada em forma de pó.

RUIBARBO (RAIZ AMARELA MAIOR, *DAHUANG*)

Havia um herbanário chamado Sr. Cinco Amarelos porque sabia-se que dominava cinco ervas amarelas – córtex amarelo, essência amarela, raiz amarela maior, raiz amarela e rizoma de pérola amarela. Este herbanário aplicava exclusivamente as cinco ervas para tratar doenças.

O Sr. Cinco Amarelos apanhava algumas ervas todos os anos no campo e freqüentemente ficava na casa do Sr. Ma. Os dois eram amigos há várias décadas.

Numa primavera, quando o Sr. Cinco Amarelos foi apanhar as ervas, descobriu que a casa do Sr. Ma não existia mais e soube através de um vizinho que ela havia sido queimada. A mulher e as crianças morreram no fogo e o Sr. Ma estava vivendo sozinho em uma caverna na montanha.

O Sr. Cinco Amarelos subiu a montanha e encontrou seu amigo e lhe perguntou se queria trabalhar com ele. O Sr. Ma concordou e, daquele dia em diante, os dois amigos apanhavam ervas juntos e viviam juntos.

O Sr. Cinco Amarelos era um herbanário, mas o Sr. Ma não; o Sr. Ma queria se tornar um herbanário e tratar pacientes, mas o Sr. Cinco Amarelos tentou persuadi-lo a não fazê-lo.

"Você não é cuidadoso o suficiente para se tornar um herbanário" disse o Sr. Cinco Amarelos a seu amigo, mas o Sr. Ma não se conveceu.

Um dia, enquanto o Sr. Cinco Amarelos estava fora, o Sr. Ma começou a tratar os pacientes por sua conta e obteve bons resultados inicialmente. Um dia, entretanto, uma mulher veio vê-lo por causa de uma diarréia, e parecia muito fraca e pálida. O Sr. Ma lembrou que seu amigo freqüentemente usava raiz amarela para tratar diarréia, então cozinhou raiz amarela maior para a paciente beber. Mas, após beber a sopa, a paciente ficou muito pior e quase morreu de diarréia severa.

O Sr. Ma não sabia o que estava errado. Quando seu amigo retornou, o Sr. Ma contou ao Sr. Cinco Amarelos o que havia acontecido. O Sr. Cinco Amarelos imediatamente soube que o Sr. Ma havia usado a erva errada, pois havia duas raízes amarelas, uma para diarréia e outra para constipação. A raiz amarela era boa para diarréia, enquanto a raiz amarela maior era boa para constipação.

Chinês – **Dahuang** (Raiz Amarela Maior). 大黄
Re – 0188.
Nome comum – Ruibarbo.
Família – Polygonaceae.
Nome chinês – Amarelo maior (chamada assim porque é amarela e produz um efeito maior que as outras ervas amarelas); também chamada "um general".

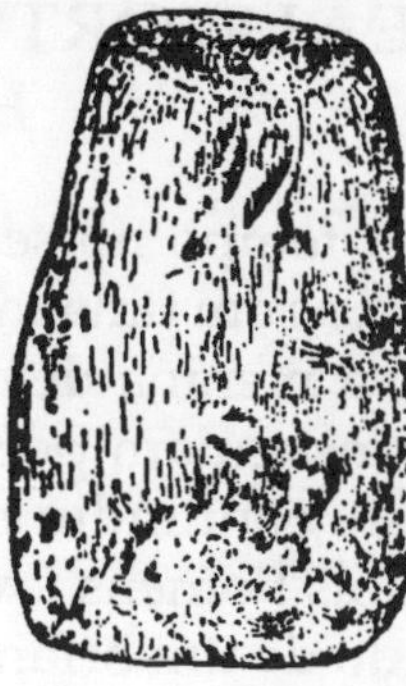

Nomes científicos – *Rheum palmatum* (L.), *Rheum tanguticum*, Maxim. ex Balf., e *Rheum officinale*, Baill.
Nome farmacêutico – *Radix et Rhizoma rhei.*
Partes usadas – Raiz e rizoma.
Dosagem – 10g.
Sabor – Amargo.
Energia – Fria.
Classe – Ervas para induzir os movimentos intestinais (Classe 8).
Meridianos – Baço, estômago, pericárdio, fígado e intestino grosso.
Ações – Atacar acúmulos, sedar o fogo, agir contra efeitos tóxicos e remover coagulações.
Indicações – Calor em excesso no estômago e intestino, hemorragia nasal, coagulação, vômito de sangue e supressão de menstruação.

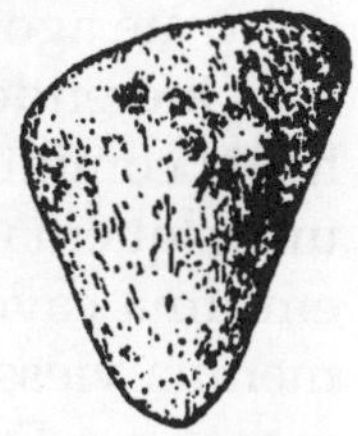

Observações – Os experimentos indicaram que *Dahuang* pode produzir sete efeitos principais: 1. ser usada como um digestivo eficiente; 2. ser efetiva para promover peristaltismo gastrointestinal; 3. promover movimentos intestinais; 4. beneficiar a vesícula biliar e reduzir a icterícia; 5. aumentar e proteger as plaquetas sangüíneas; 6. inibir a gripe; e 7. tratar bactérias.

Além disso, *Dahuang* contém glicosídeos antraquinônicos, sendo usados como laxantes; mas também contém tanino que obstrui os movimentos intestinais, que explica porque, enquanto estamos em baixas doses pode causar constipação.

A pesquisa moderna também revelou que *Dahuang* contém bactericidas, motivo pelo qual a erva é freqüentemente usada para tratar hepatite contagiosa aguda com icterícia e constipação, disenteria e supressão de menstruação devido a coagulações sangüíneas.

Além de ser uma erva forte e poderosa na indução de movimentos intestinais, esta erva também pode ativar o sangue, remover coágulos sangüíneos, promover o fluxo de energia meridiana e desintoxicar, e é boa para vômito de sangue, hemorragia nasal, supressão de menstruação e protuberâncias.

Dahuang e *Huangqin* (casquete) podem ser cozidas juntas para melhorar o efeito de sedar o calor. *Dahuang* e *Fanxieye* (*Folium sennae*) são ambas laxantes frios. Mas *Dahuang* produz uma ação mais drástica, enquanto o poder de *Fanxieye* varia com a quantidade consumida e os métodos usados para apanhá-la. Fazer um chá de *Fanxieye* irá produzir ações mais drásticas do que cozinhá-la.

"SEALWORT" (ESSÊNCIA AMARELA, *HUANGJING*)

Em algum tempo no século III d.C., quando o Dr. Hua Duo estava apanhando ervas em uma montanha, viu dois homens fortes perseguindo uma menina; a menina devia ter cerca de 17 anos, mas os dois homens jovens não conseguiam pegá-la, pois não conseguiam correr tão rápido quanto ela. Isto confundiu muito o Dr. Hua Duo, que perguntou sobre a menina. Os dois homens jovens disseram ao Dr. Hua Duo que a menina havia escapado de um orfanato 3 anos atrás e ninguém sabia de seu paradeiro até agora.

Querendo saber mais sobre a menina, particularmente sobre o que ela havia comido que a fazia ser tão energética, o Dr. Hua Duo desenvolveu um esquema para pegá-la. Preparou uma tigela de alimento e a colocou em uma caverna; então se escondeu em uma moita para esperar que a menina viesse. Algumas horas depois, a menina veio para comer o alimento e o Dr. Hua Duo imediatamente bloqueou a caverna para evitar que ela escapasse. Quando a interrogou, a menina disse que comia raízes polpudas grandes de uma planta, que se parecia muito com uma galinha.

Após deixar a menina ir, o Dr. Hua Duo encontrou a planta e desenterrou as raízes polpudas. Mais tarde chamou a planta de "essência amarela", pois era amarela e tão pura quanto essência.

黄精

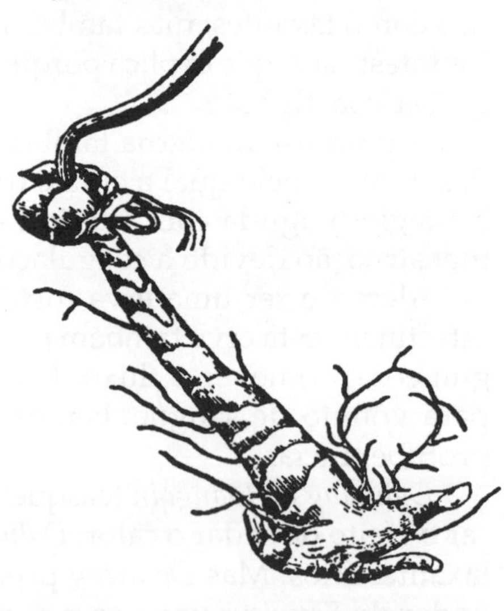

***Chinês* – Huangjing** (Essência Amarela).
Re – 4157.
Nome comum – "Sealwort".
Família – Liliaceae.
Nome chinês – Substância pura amarela.
Nomes científicos – *Polygonatum kingianum*, Coll. e Hemsl., *Polygonatum sibiricum*, Red *e Polygonatum cyrtonema, Hua*.
Nome farmacêutico – *Rhizoma polygonati*.
Parte usada – Rizoma do subsolo.
Dosagem – 10 a 20g.
Sabor – Doce.
Energia – Neutra.
Classe – Ervas para corrigir deficiências (Classe 16).
Meridianos – Baço, pulmões e estômago.
Ações – Umedecer (para aumentar a energia *Yin*) e lubrificar o coração e pulmões, tonificar a região média, beneficiar a energia e preencher o sêmen e a medula.

Indicações – Deficiência de *Yin*, deficiência sangüínea, cabelos grisalhos, garganta seca, sede e diabetes.

Observações – Os experimentos indicaram que *Huangjing* pode produzir cinco efeitos principais: 1. diminuir a pressão sangüínea por tonificação; 2. proteger o fígado; 3. tratar o fígado gorduroso; 4. reduzir o açúcar do sangue; e 5. reduzir a gordura do sangue.

Huangjing é um importante tônico do baço. Pode lubrificar os pulmões e portanto, é boa para tosse devido aos pulmões secos, deficiência pulmonar, diabetes e dificiência após a doença. *Huangjing* é pegajosa e, por esta razão, deve ser cozida por um período de tempo mais longo do que as outras ervas para extrair seus ingredientes ativos.

SANÍCULA (SÓ ME VEJA NO VERÃO, *XIAKUCAO*)

A mãe de um prefeito sofria de escrófula com pescoço inchado. Todos os médicos diziam que não havia cura para tal problema. Um dia, entretanto, um herbanário a acompanhou e disse ao prefeito que conhecia uma erva que podia curar a doença.

O herbanário subiu a montanha próxima para apanhar a erva e a trouxe para o prefeito para cozinhá-la, o que realmente curou a paciente.

Antes de sua partida, o herbanário disse ao prefeito que a erva crescia apenas durante o verão e que acabaria quando o verão terminasse.

No inverno do ano seguinte, o governador sofria de escrófula com pescoço inchado. O prefeito adiantou-se para ajudar, então contou ao governador sobre a erva que havia curado sua mãe. O prefeito então subiu a montanha para apanhar as plantas, mas não encontrou nada crescendo lá e retornou para casa de mãos vazias. Naturalmente, o governador ficou terrivelmente desapontado e o prefeito se sentiu muito embaraçado.

Quando o herbanário retornou no verão, o prefeito o culpou por sua falha em encontrar a erva.

"Fiz questão de lhe contar antes que partisse que esta erva não pode ser encontrada depois que o verão terminar", disse o herbanário. E então, a erva foi chamada de "só me veja no verão" para lembrar os herbanários de que ela cresce apenas durante o verão.

Chinês – **Xiakucao** (Só me Veja no Verão) 夏枯草

Re – 3752.

Nome comum – Espiga da fruta de sanícula comum.

Família – Labiatae.

Nome chinês – Grama até o verão.

Nome científico – *Prunella vulgaris* (L.).

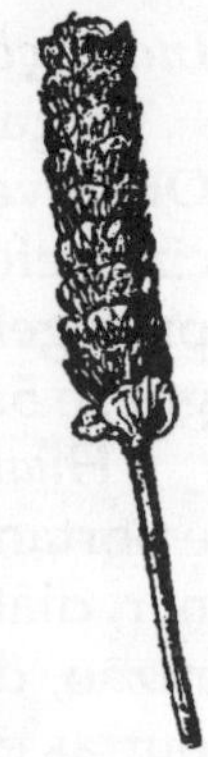

Nome farmacêutico *– Spica prunellae.*
Parte usada – Espiga da fruta.
Dosagem – 10 a 30g.
Sabor – Levemente amargo.
Energia – Fria.
Classe – Ervas para reduzir o calor excessivo dentro do corpo (Classe 2).
Meridianos – Fígado e vesícula biliar.
Ações – Acalmar o fígado, melhorar o calor, amaciar a dureza e dispersar a congestão.
Indicações – Cefaléia, conjuntivite, carbúnculos da cabeça e escrófula.
Observações – Os experimentos mostraram que esta erva pode produzir quatro efeitos principais: 1. limpar o calor e diminuir a pressão sangüínea; 2. amaciar e encolher o fígado e o baço; 3. tratar vários tipos de câncer; e 4. tratar tuberculose.

AGRIPALMA SIBERIANA (BOA PARA MÃE, *YIMUCAO*)

Uma mãe vivia com seu filho de 10 anos de idade. A mãe estava doente desde que seu filho nasceu, com dor abdominal e menstruação irregular devido à coagulação sangüínea após o nascimento da criança. Vendo que sua mãe sofria a tanto tempo, a criança tentou persuadi-la a procurar um médico. Mas a mãe sempre recusava-se dizendo que não poderia pagar.

Então a criança foi procurar um herbanário por conta própria. Comprou a erva e a cozinhou para sua mãe. Depois de tomá-la, se sentiu melhor. A criança então voltou ao herbanário e perguntou a ele se poderia curar sua mãe. O herbanário disse que sim, mas iria custar 226kg de arroz. Isto entristeceu a criança, pois sabia que não havia maneira de trazer tal quantidade de arroz. Então subitamente a criança teve uma idéia e disse ao herbanário que poderia lhe pagar tal quantidade de arroz *após* sua mãe estar curada. O herbanário concordou com a proposta da criança.

À meia-noite, o herbanário subiu a montanha para desenterrar a erva, com a criança seguindo-o secretamente. Após o herbanário ir para casa com as plantas, a criança ficou lá em cima e desenterrou algumas mais e então as levou para casa para sua mãe.

No dia seguinte, o herbanário trouxe a erva até a casa da criança, que lhe disse que não havia conseguido trazer tal quantidade de arroz. Então o herbanário partiu, levando a erva consigo.

A mãe da criança foi curada pela erva que seu filho apanhou, e a erva foi chamada desde então de "boa para mãe".

益母草

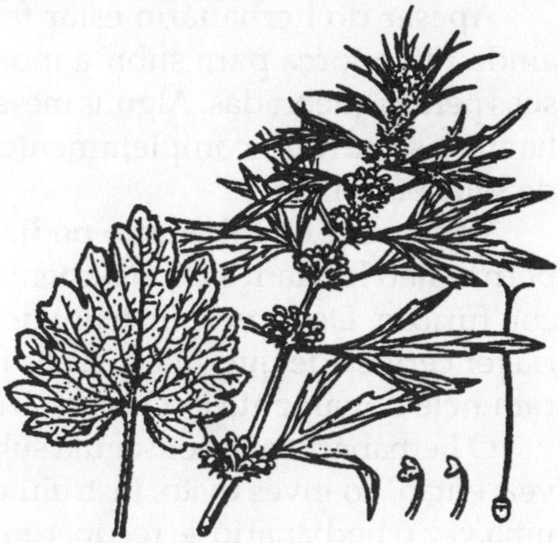

***Chinês* – Yimucao** (Boa Para Mãe).
Re – 4016.
Nome comum – Agripalma siberiana.
Família – Labiatae.
Nome chinês – Erva da mãe (chamada assim porque esta erva pode beneficiar mães de muitas maneiras, mas em particular nos distúrbios menstruais).
Nome científico – *Leonurus heterophyllus*, Sweet.
Nome farmacêutico – *Herba leonuri*.
Parte usada – Planta inteira.
Dosagem – 10g.
Sabor – Amargo e picante.
Energia – Neutra.
Classe – Ervas para regular o sangue (Classe 12).
Meridianos – Pericárdio e fígado.
Ações – Ativar o sangue, regular a menstruação, dispersar coagulações e curar edemas.
Indicações – Dor abdominal devido a coagulações sangüíneas após parto, menstruação irregular e hemorragia vaginal.

Observações – Os experimentos mostraram que *Yimucao* pode ativar o sangue e diminuir a pressão sangüínea, regular a menstruação e induzir a contração do útero e parto. *Yimucao* contém ácido benzóico.

CARDO (CURANDEIRA DE FRATURA, *XUDUAN*)

Uma vez um herbanário estava passando por um pequeno vilarejo quando ouviu alguém gritando; parou para perguntar e lhe disseram que a criança que estava deitada no chão estava morta e que a mulher chorando era sua mãe.

O herbanário pegou o pulso da criança e disse à mãe que ainda estava viva. Tirou uma garrafa de comprimidos de ervas de sua pasta c colocou 10 comprimidos na boca da criança; então os empurrou para baixo com um copo de água morna. Horas depois, a criança recuperou a consciência. O herbanário disse à mãe da criança que seu filho se recuperaria completamente dentro de um mês.

Havia uma loja de ervas no vilarejo dirigida por um homem poderoso e rico que havia sempre monopolizado o comércio de ervas no local. Quando ouviu sobre o incidente, tentou convencer o herbanário a lhe dar os comprimidos, mas o herbanário sempre recusava. Então finalmente mandou dois homens fortes e grandes bater no herbanário e quebrar suas pernas.

Apesar do herbanário estar ferido e ter suas duas pernas quebradas, ainda tinha força para subir a montanha e apanhar uma erva que curaria suas pernas quebradas. Alguns meses depois, quando as pernas do herbanário haviam se curado completamente, estava apto a reassumir o tratamento de seus pacientes.

Vendo que o herbanário podia andar novamente e pensando que suas pernas não haviam sido realmente quebradas, o dono da loja de ervas ficou furioso. Desta vez, instruiu dois grandes homens a baterem nele, queria ter certeza de que suas pernas foram realmente quebradas. Então bateram nele novamente e o herbanário ficou incapacitado mais uma vez.

O herbanário não conseguia subir a montanha para apanhar a erva desta vez; então, ao invés disto, instruiu um jovem a fazê-lo. O jovem o fez e mais uma vez o herbanário se recuperou alguns meses depois.

Quando o dono da loja soube que o herbanário havia se recuperado de suas pernas quebradas, instruiu os dois homens grandes a matá-lo.

Após a morte do herbanário, o jovem ensinou às pessoas no vilarejo como curar ossos quebrados usando a erva que o herbanário havia usado para se tratar; este jovem chamou a erva de "curandeira de fratura".

Chinês – **Xuduan** (Curandeira de Fratura). 續斷
Re – 4706.
Nome comum – Cardo.
Família – Dipsacaceae.
Nome chinês – Reconecta partes quebradas.
Nome científico – *Dipsacus asper*, Wall.
Nome farmacêutico – *Radix* dipsaci.
Parte usada – Raiz.
Dosagem – 5 a 10g.
Sabor – Amargo e picante.
Energia – Levemente morna.
Classes – Ervas para agir contra o reumatismo (Classe 3) e ervas para corrigir deficiências (Classe 16).
Meridianos – Fígado e rins.
Ações – Tonificar o fígado e rins, fortalecer partes pudendas e joelhos, conectar tendões e ossos e segurar o feto.
Indicações – Lumbago, pernas fracas, tendões desconectados e fraturas, feto inseguro e hemorragia vaginal.

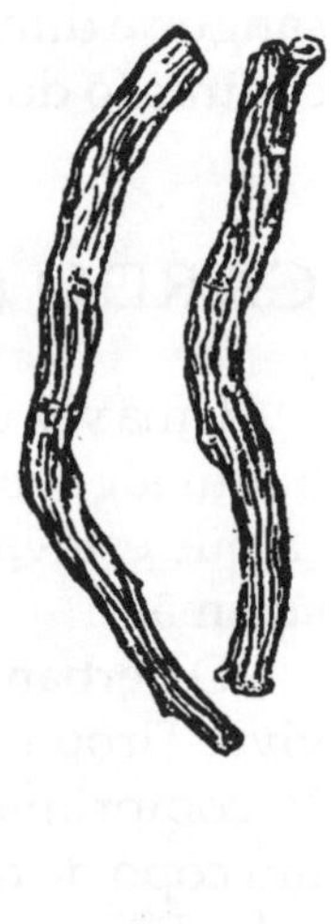

Observações – *Xuduan* pode tonificar o fígado e rins, fortalecer os tendões e ossos e tratar lumbago. É uma erva particularmente eficiente para promover a energia e a circulação sangüínea e tratar fraturas e hemorragia vaginal.

FRUTAS DE VINHA DA MAGNÓLIA CHINESA (FRUTA DE CINCO SABORES, *WUWEIZI*)

Uma vez um homem estava sofrendo de tuberculose e continuou perdendo peso até se parecer com uma vara de bambu. As pessoas no pequeno vilarejo onde vivia queriam se livrar dele, pois achavam que a tuberculose era altamente contagiosa. Um vizinho sugeriu que o colocassem em um barco em alto mar, e outro sugeriu que deveria ser morto em chamas ou com uma faca.

Após ouvir as conspirações contra seu filho, os pais do paciente ficaram muito preocupados e finalmente tiveram uma idéia.

"Filho, seu pai e eu amamos muito você, mas não podemos ajudálo de outra maneira que não seja levá-lo para a montanha onde pode se esconder das pessoas no vilarejo. Se tiver sorte e se recuperar de sua doença, pode retornar para casa; mas se morrer, iremos enterrá-lo logo que soubermos", disse sua mãe com lágrimas nos olhos.

E então, este homem foi levado para a montanha e colocado em uma caverna para viver por conta própria. Tentou sobreviver com os alimentos secos que trouxe, mas quando estes terminaram, não tinha força para procurar por qualquer outro alimento. Um dia ficou tão fraco que estava pronto para desistir da luta e começou a chorar muito alto.

Ouvindo seus soluços, um caçador apareceu na entrada da caverna e lhe perguntou qual era o problema. Após o homem doente explicar sua situação desagradável, o caçador disse: "Sou apenas um caçador, não um médico, então acho que não posso ajudá-lo. Mas posso apanhar algumas frutas para você comer."

As frutas que o caçador lhe deu duraram 10 dias. Assim, o homem foi gradualmente recuperando força o suficiente para começar a apanhar algumas frutas por conta própria.

Em poucos meses, se recuperou da tuberculose e foi para casa. Quando seus pais o viram ainda vivo e bem, não podiam acreditar no que viam. Depois lhe perguntaram como conseguiu se recuperar, então lhes contou sobre a fruta. O vilarejo inteiro estava em choque, e este homem viveu até mais de 100 anos de idade.

Chinês – **Wuweizi** (Semente de Cinco Sabores). 五味子
Re – 0772.
Nome comum – Fruta de vinha da magnólia chinesa.
Família – Magnoliaceae.
Nome chinês – Semente de cinco sabores (chamada assim porque seu córtex e polpa são misturas de sabores doce, azedo e salgado e seu caroço tem sabor picante, amargo e salgado; portanto, cinco sabores em uma erva).

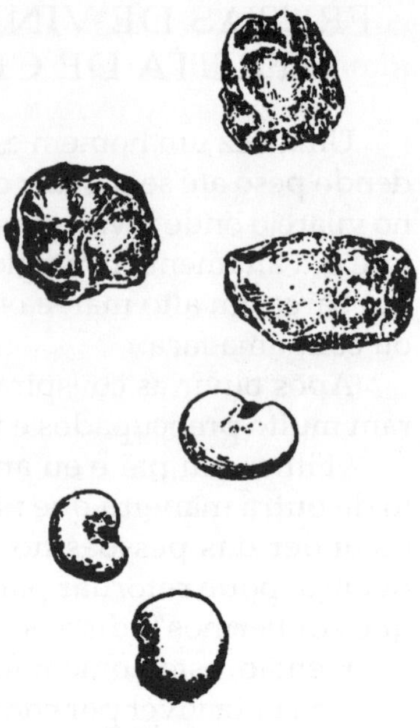

Nomes científicos – *Schisandra chinensis* (Turcz.), Baill., e *Schisandra sphenanthera*, Rhed. e Wils.
Nome farmacêutico – *Fructus schisandrae.*
Parte usada – Fruta madura.
Dosagem – 5g.
Sabor – Todos os cinco, mas predominantemente o azedo.
Energia – Morna.
Classe – Ervas para contrair e obstruir os movimentos (Classe 17).
Meridianos – Pulmões e rins.
Ações – Umedecer (aumentar a energia *Yin* interna) os rins, constringir os pulmões, produzir líquidos, suspender a transpiração e diarréia e constringir o sêmen.
Indicações – Asma e tosse, transpiração excessiva, suores noturnos, diarréia, emissão seminal e hemorragia vaginal.
Observações – Todas as ervas e alimentos têm sabores; por exemplo, as uvas têm sabor azedo e doce, o ginseng tem sabor doce e amargo e as cebolas verdes têm sabor picante. Mas muito poucos alimentos ou ervas têm todos os cinco sabores – a saber, doce, azedo, amargo, picante e salgado – todos ao mesmo tempo. *Wuweizi* é uma destas exceções.

Os experimentos mostraram que *Wuweizi* pode produzir sete efeitos principais: 1. é eficaz para a supressão de tosse; 2. é um tônico cardíaco eficiente; 3. é efetiva como digestivo; 4. pode aumentar a acidez; 5. pode reduzir a transaminase; 6. produzir excitação; e 7. ser usada como uma erva adjuvante para tratar doenças do fígado e vesícula biliar.

Wuweizi pode suspender transpiração excessiva e constringir os pulmões simultaneamente, motivo pelo qual é usada freqüentemente para tratar a tosse e asma devido à deficiência do pulmão. Além disso, a erva é freqüentemente usada para produzir líquidos e saciar a sede e, nos últimos anos, também tem sido usada para tratar insônia, esquecimento e hepatite.

GANODERMA LÚCIDA (CARNE VEGETAL ESPIRITUAL, *LINGZHI*)

Em um pequeno vilarejo, muito tempo atrás, viveu um dedicado estudante com uma grande ambição de passar nos exames imperiais para se tornar um oficial do governo. Este estudante era tão ambicioso que as pessoas no vilarejo o chamavam de Sr. Ambição.

Mas havendo sido reprovado nos exames do governo uma dúzia de vezes, o Sr. Ambição decidiu mudar sua ambição e se tornar um monge taoísta. Aproveitando a longevidade como um monge, pensou, era mais importante do que se tornar um oficial do governo. E então, o Sr. Ambição colocou o mundo terreno atrás dele e foi para um templo na montanha. Lá, se tornou um monge taoísta dedicado, jejuando regularmente e não comendo nada além de vegetais.

Após ter sido um monge taoísta por menos de um ano, um dia o Sr. Ambição olhou para si próprio no espelho e, para sua grande surpresa, viu que havia perdido tanto peso que parecia uma vareta. O Sr. Ambição ficou tão assustado com sua saúde precária que imediatamente deixou o templo e retornou para o mundo terreno.

O Sr. Ambição conquistou uma fortuna não muito tempo depois de retornar à cidade através de sua companhia de construção, mas sua fortuna não o ajudou a recuperar sua boa saúde. Um dia quando estava construindo um grande prédio, os funcionários do Sr. Ambição desenterraram um objeto estranho. Com sua polpa grossa e corpo mole, se parecia com uma mão humana gigantesca. Todos tiveram medo, mas particularmente o Sr. Ambição. "Seria isto um mau agouro para mim? O edifício cairia após estar construído?" se preocupou. Um adivinho foi convocado para irradiar luz sobre a situação.

"Este objeto significa um desastre real para você, Sr. Ambição", disse o adivinho.

"Como posso me prevenir deste desastre?" perguntou o Sr. Ambição, com seu rosto pálido. "Não faria nada."

Após uma longa pausa, o adivinho disse: "Bem, você pode transformar o desastre que estava por vir em grande sorte se tiver a coragem de comer aquele objeto estranho."

O Sr. Ambição ficou inicialmente chocado com a sugestão, mas depois concordou em comê-lo, e comeu o grande objeto polpudo naquela noite no jantar. Não tinha um gosto tão ruim como havia pensado; de fato, de alguma maneira gostou do seu sabor.

Alguns dias mais tarde, o Sr. Ambição começou a sentir mudanças dramáticas em seu organismo – sua cor de pele melhorou consideravelmente, ganhou peso, seu cabelo grisalho retornou à cor original e parecia muito mais jovem do que era. E realmente se sentia bem!

Mais tarde naquela semana, um monge taoísta passou pelo lugar da construção onde o Sr. Ambição estava trabalhando. Reconhecendo o Sr. Ambição, parou e disse: "Sr., você parece diferente de outras pessoas. Algo extraordinário aconteceu ao senhor recentemente? Você comeu algo incomum? Deixe-me ver o seu pulso." O Sr. Ambição sentou-se com o monge taoísta. Após sentir sua pulsação, o monge disse: "Senhor, você possivelmente comeu algo que se parecia com uma grande mão humana?" O Sr. Ambição admitiu o fato e contou ao monge a história toda. O monge disse: "Senhor, o objeto estranho que você comeu é uma erva chamada 'carne vegetal espiritual', e agora que a comeu, não mais pertence a este mundo terreno. Você deve vir comigo para o templo na montanha, onde pode ser um monge taoísta e aproveitar a imortalidade terrena."

O Sr. Ambição seguiu seu conselho e foi para o templo, onde ficou para sempre.

靈芝草

Chinês **– Lingzhi** (Carne Vegetal Espiritual).
Re – 2395.
Nome comum – *Ganoderma* lúcida e *ganoderma* brilhante.
Família – Polyporaceae.
Nome chinês – *Lingzhi* (cogumelo espiritual).
Nomes científicos – *Ganoderma lucidum* (Leyss. ex Fr.), Karst., e *Ganoderma japonicum (Fr.),* Lloyd.
Nome farmacêutico – *Ganoderma lucidum seu japonicum.*
Parte usada – Planta toda.
Dosagem – 2 a 4g em pó.
Sabor – Doce.
Energia – Neutra.
Classe – Não classificada.
Meridianos – Não determinados.

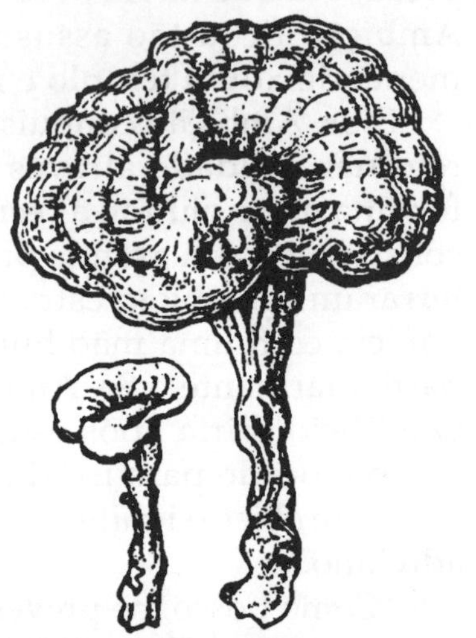

Ações – Beneficiar as articulações, proteger o vigor, beneficiar a energia pura, fortalecer tendões e ossos e melhorar a tez.
Indicações – Fadiga de deficiência, tosse, asma, insônia, indigestão, surdez, traqueíte crônica, asma brônquica, leucocitopenia, doença cardíaca coronária e pulsações irregulares.
Observações – Os experimentos indicam que *Lingzhi* pode produzir nove efeitos: 1. é eficaz para asma; 2. é um tônico cardíaco eficiente; 3. proteger o fígado; 4. reduzir a transaminase; 5. aumentar os leucócitos; 6. aumentar e proteger as plaquetas; 7. sedar e inibir; 8. aliviar a dor; e 9. reduzir a gordura do sangue.

TRÊS ERVAS AFRODISÍACAS

Fruta do **Cnidium** *Comum (Semente de Cama de Cobra,* **Shechuangzi***),* **Cynomorium** *Chinês (Baú de Yang,* **Suoyang***) e Erva de* **Epimedium** *(Planta Sexual para Cabras,* **Yinyanghuo***)*

Uma estranha doença de pele atacou muitas pessoas em um pequeno vilarejo. As pessoas com esta doença apresentavam prurido por todo o corpo e tinham erupções em vários locais, assim como furúnculos que se espalhavam rapidamente. A doença foi considerada altamente contagiosa.

As pessoas no vilarejo sabiam que havia uma erva crescendo em uma pequena ilha a cerca de 10 milhas (~16km) dali que podia curar a doença. Mas também sabiam que as cobras venenosas tinham o hábito de dormir nesta erva, e havia muitas cobras venenosas na ilha. Então, naturalmente, a maioria dos herbanários tinha muito medo de ir até a ilha.

Havia um jovem corajoso que decidiu ir. Preparou para si uma grande sacola de arroz e remou em um barco até a ilha. Este jovem nunca retornou. Alguns meses depois, um outro jovem corajoso fez a mesma coisa e também não conseguiu retornar.

As pessoas no vilarejo quase haviam perdido a esperança quando um terceiro jovem corajoso disse que iria. Mas ao invés de ir direto à ilha, este jovem foi ao templo na beira do mar, onde ouviu que uma monja era especialista em controlar cobras. A monja lhe disse que as cobras venenosas têm medo de vinho de realgar; então deu a ele uma garrafa, e logo foi para a ilha.

Após o desembarque, o jovem descobriu que a ilha estava cheia de cobras venenosas. Derramou o vinho pelo chão conforme caminhava, e as cobras todas permaneceram paradas. Quando chegou à erva que estava procurando, o jovem tinha que empurrá-la para o lado, porque várias cobras venenosas estavam deitadas na erva.

O jovem finalmente retornou para o vilarejo com a erva, que subseqüentemente curou a estranha doença de pele das pessoas. Chamou a erva de "semente de cama de cobra", pois as sementes da planta eram usadas como erva e as cobras dormiam na planta.

Chinês – **Shechuangzi** (Semente de Cama de Cobra). 蛇床子
Re – 4345.
Nome comum – Fruta de *cnidium* comum.
Família – Umbelliferae.
Nome chinês – Semente de cama de cobra.
Nome científico – *Cnidium monnieri* (L.), Cuss.
Nome farmacêutico – *Fructus cnidii.*
Partes usadas – Sementes e fruta madura.
Dosagem – 3 a 10g.
Sabor – picante e amargo.
Energia – Morna.
Classes – Ervas para corrigir deficiências (Classe 16) e para aplicações externas (Classe 20).
Meridianos – Rins e *Sanjiao.*
Ações – Destruir vermes, secar a umidade e fortalecer o *Yang.*

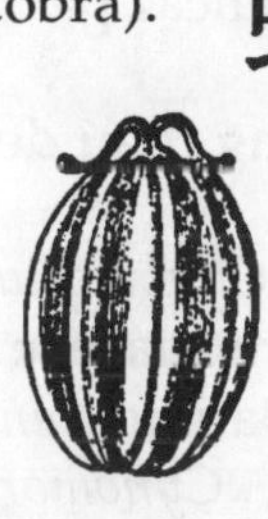

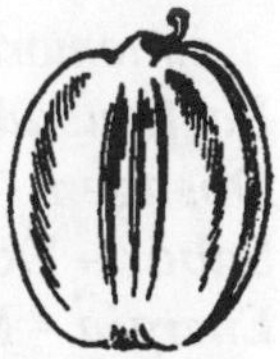

Indicações – Tinha e escabiose crônicas, eczema envolvendo o escroto, genitais prurientes nas mulheres e impotência.
Observações – Os experimentos modernos indicam que *shechuangzi* pode produzir hormônios sexuais. Do ponto de vista tradicional, sabe-se que esta erva é levemente tóxica.

***

Uma outra erva que é boa para melhorar as funções sexuais é *Suoyang*. O nome chinês para esta erva significa "trancar o *Yang*", com "*Yang*" significando o pênis de um homem e "trancar" significando controle. Sendo assim, esta erva é usada para controlar as ações do pênis.

Yinyanghuo também é boa para melhorar as funções sexuais. O nome chinês para esta erva significa "planta sexual para cabras", que se originou da seguinte história. Havia um pastor que imaginava porque suas cabras eram tão sexualmente ativas. Começou a observar o que elas estavam comendo e notou que consumiam uma grande quantidade de uma planta em particular, que mais tarde a chamou de "planta sexual para cabras".

Todas as três ervas afrodisíacas podem aquecer os rins e fortalecer o *Yang* para tratar impotência, emissão seminal e ejaculação precoce devido à deficiência de *Yang* do rim. Em termos de suas diferenças, primeiro, *Suoyang* é a melhor erva para fortalecer o *Yang* e promover movimentos intestinais, que são essenciais no tratamento da constipação devido à deficiência de *Yang*; segundo, *Shechuangzi* é a melhor erva para secar a umidade e destruir os vermes, motivo pelo qual pode ser usada para tratar o prurido nas áreas genitais devido à umidade e também para sarna e feridas, tinha crônica, etc.; e terceiro, *Yinyanghuo* pode produzir hormônios sexuais mais rapidamente e também é uma erva eficaz para lumbago e artrite e reumatismo nas pernas.

锁阳

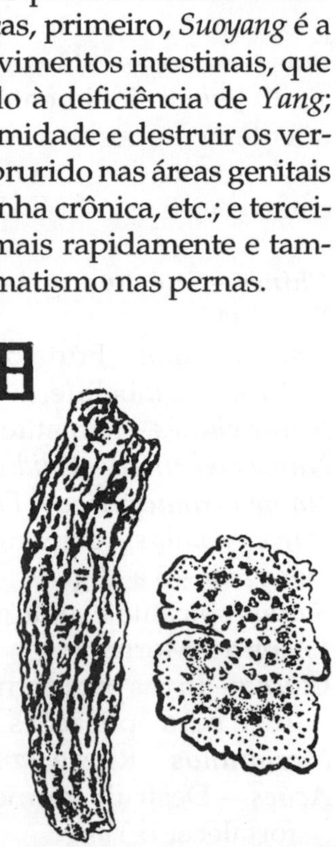

Chinês – **Suoyang** (Baú de *Yang*).
Re – 4976.
Nome comum – *Cynomorium* chinês.
Família – Cynomoriaceae.
Nome chinês – Baú de *Yang*.
Nome científico – *Cynomorium songaricum*, Rupr.
Nomes farmacêuticos – *Herba cynomorii* e *Caulis cynomorii*.
Parte usada – Talos polpudos.
Dosagem – 2 a 4g.
Sabor – Doce.
Energia – Morna.
Classe – Ervas para corrigir deficiências (Classe 16).

Meridianos – Rins.
Ações – Tonificar os rins, fortalecer o *Yang*, beneficiar o sêmen e lubrificar o intestino.
Indicações – Impotência, constipação devido à deficiência sangüínea e partes pudendas e joelhos fracos.
Observações – *Suoyang* pode tonificar e auxiliar o *Yang* a tratar impotência, emissão seminal, ejaculação precoce e partes pudendas e joelhos fracos devido à deficiência de *Yang* do rim. Por outro lado, também pode lubrificar a secura e deixar o intestino uniforme, que é essencial no tratamento da deficiência de constipação.

淫羊霍

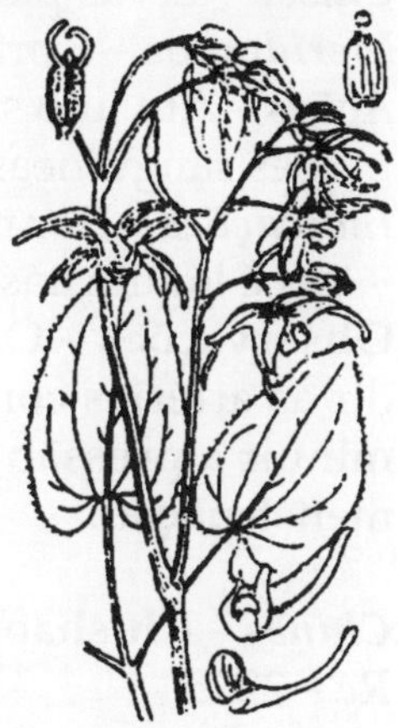

Chinês – **Yinyanghuo** (Planta Sexual para Cabras).
Re – 4672.
Nome comum – Erva de *epimedium.*
Família – Berberidaceae.
Nome chinês – Grama para o impulso sexual da cabra.
Nomes científicos – *Epimedium brevicornum,* Maxim., *Epimedium koreanum,* Nakai, e *Epimedium sagittatum* (Sieb. e Zucc.), Maxim.
Nome farmacêutico – *Herba epimedii.*
Parte usada –Folhas do talo ou planta inteira.
Dosagem – 4 a 15g.
Sabor – picante.
Energia – Morna.
Classe – Ervas para corrigir deficiências (Classe 16).
Meridianos – Fígado e rins.
Ações – Tonificar a porta da vida e fortalecer os tendões e ossos.(A porta da vida refere-se à energia *Yang* nos rins que é responsável pela capacidade sexual do macho).
Indicações – Impotência, reumatismo e hipertensão.

Observações – Os experimentos indicam que *Yinyanghuo* pode diminuir a pressão sangüínea por tonificação e também pode produzir hormônios sexuais. Quando usada para melhorar as funções sexuais nos homens, as folhas têm efeitos mais fortes que os talos. Quando usada para tratar hipertensão, esta erva pode ser cozida com *Huangbai* (córtex amarelo), que é particularmente eficiente para hipertensão durante a menopausa em mulheres. *Yinyanghuo* é considerada uma erva eficaz para tratar o reumatismo frio e úmido e hipertensão devido à deficiência de *Yang* do rim.

ERVAS CHINESAS NOMEADAS DE ACORDO COM SUAS CORES

Esta categoria inclui ervas vermelhas, brancas e verdes, assim como erva preta.

Chinês – **Honghua.** 紅花
Re – 1999.
Nome comum – Açafroa.
Família – Compositae.
Nome chinês – Flor vermelha (chamada assim devido a sua cor).
Nome científico – *Carthamus tinctorius*, L.
Nome farmacêutico – *Flos carthami.*
Parte usada – Corola.
Dosagem – 6g.
Sabor – picante.
Energia – Morna.

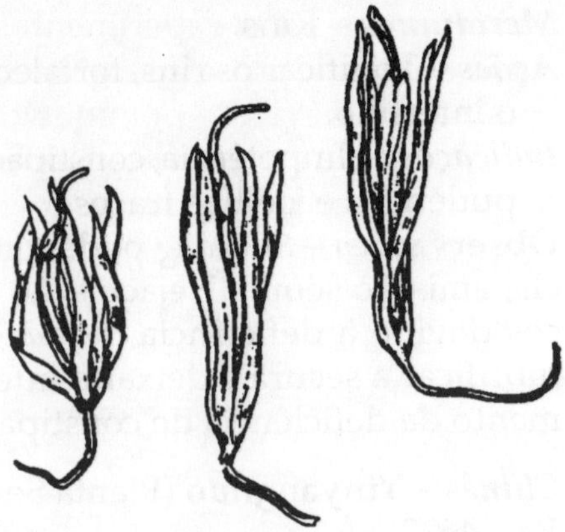

Classe – Ervas para regular o sangue (Classe 12).
Meridianos – Coração e fígado.
Ações – Ativar o sangue, facilitar o fluxo menstrual, dispersar as coagulações sangüíneas e aliviar a dor.
Indicações – Dor menstrual, supressão de menstruação, feto morto, tumores e loquiostase.
Observações – Os experimentos mostraram que esta erva pode expandir as artérias coronárias e evitar a *angina pectoris*, ativar o sangue e diminuir a pressão sangüínea, tratar vários tipos de cânceres e regular a menstruação.

Chinês – **Chishaoyao.** 赤芍
Re – 2225.
Nome comum – Raiz de peônia vermelha.
Família – Ranunculaceae.
Nome chinês – Peônia vermelha (chamada assim devido a sua cor).

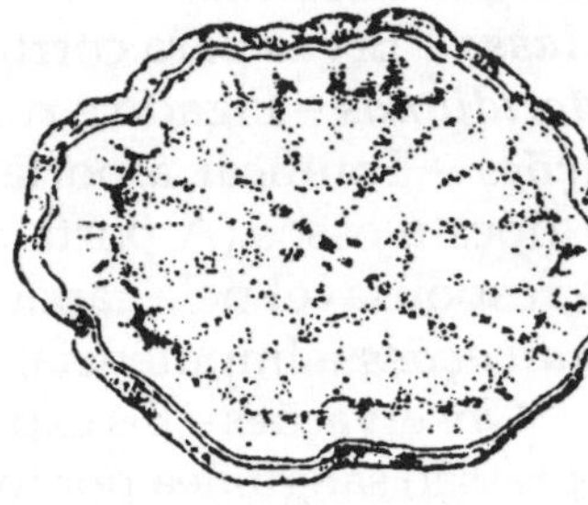

Nome científico – *Paeonia lactiflora*, Pall.
Nome farmacêutico – *Radix paeoniae rubra.*
Parte usada – Raiz.
Dosagem – 5 a 10g.
Sabor – Azedo e amargo.
Energia – Fresca.
Classe – Ervas para reduzir o calor excessivo dentro do corpo (Classe 2).
Meridianos – Fígado e baço.
Ações – Remover as coagulações sangüíneas, aliviar a dor, resfriar o sangue e reduzir as protuberâncias.
Indicações – Supressão de menstruação devido à coagulação sangüínea, obstruções abdominais nas mulheres, dor abdominal, dor nas costas, hemorragias nasais, disenteria com fezes sanguinolentas, conjuntivite e carbúnculos.

Observações – Os experimentos indicam que *Chishaoyao* é eficiente em inibir o peristaltismo gastrointestinal e também pode inibir a gripe. Esta erva deve ser evitada por aqueles com deficiência sangüínea.

Chishaoyao é freqüentemente usada para limpar o coração, resfriar o sangue, ativar o sangue, remover coágulos, reduzir protuberâncias, aliviar a dor e tratar feridas e úlceras.

Chinês – **Baizhi**. 白芷

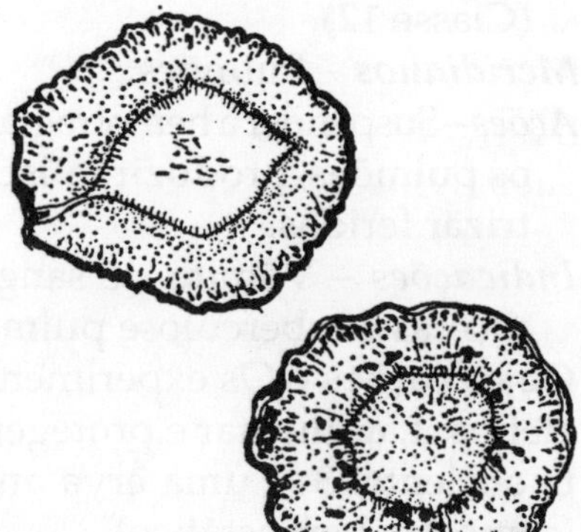

Re – 1380.
Nome comum – Angélica.
Família – Umbelliferae.
Nome chinês – Radícula branca (chamada assim porque a erva é branca e da forma de uma radícula).
Nomes científicos – *Angelica dahurica* (Fisch. ex. Hoffm.), Benth. e Hook. f. var. e *taiwaniana* (Boiss.), Shan e Yuan.
Nome farmacêutico – *Radix angelicae dahuricae*.
Parte usada – Raiz.
Dosagem – 5g.
Sabor – picante.
Energia – Morna.
Classes – Ervas para agir contra o reumatismo (Classe 3) e para induzir a transpiração (Classe 1).
Meridianos – Pulmões, estômago e intestino grosso.
Ações – Induzir a transpiração, expelir o vento, curar tumores e aliviar a dor.
Indicações – Cefaléia, dor de dente, dor na crista óssea da cavidade ocular, sinusite, eliminação de sangue pelo ânus e sarna.
Observações – Os experimentos indicam que *Baizhi* pode produzir excitação e também é uma erva eficiente para alívio da dor. Além disso, *Baizhi* contém óleos voláteis, proteína, carboidratos e gordura, o que a faz ser prontamente consumível pelos insetos.

Baizhi é uma erva forte para aliviar a dor. Também pode abrir cavidades e drenar pus e é freqüentemente usada para tratar rinite, sinusite, carbúnculos e queimaduras.

Chinês – **Baiji**. 白及
Re – 1374.
Nome comum – Orquídea ametista.
Família – Orchidaceae.
Nome chinês – Orquídea branca (chamada assim devido a sua cor).
Nome científico – *Bletilla striata* (Thunb.), Reichb. f.

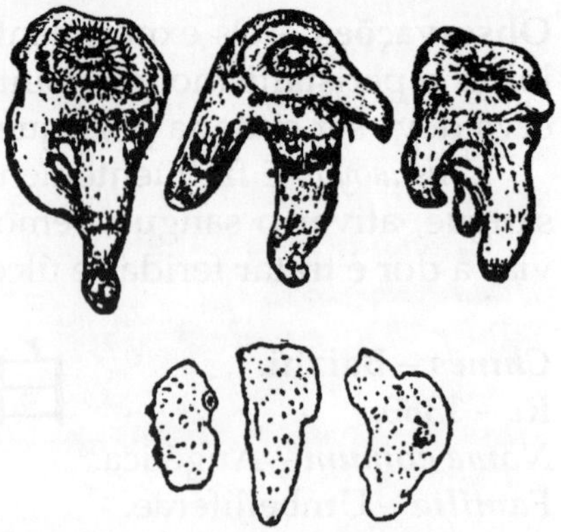

Nome farmacêutico – *Rhizoma* (tubérculo) *bletillae.*
Parte usada – Raiz tuberosa do subsolo.
Dosagem – 10 a 20g.
Sabor – Amargo.
Energia – Neutra.
Classe – Ervas para regular o sangue (Classe 12).
Meridianos – Pulmões.
Ações – Suspender a hemorragia, constringir os pulmões, produzir músculos e cicatrizar feridas.
Indicações – Vômito de sangue, tosse com sangue, hemorragias nasais, úlceras e tuberculose pulmonar.
Observações – Os experimentos indicam que *Baiji* pode produzir quatro efeitos: 1. aumentar e proteger as plaquetas sangüíneas; 2. é um coagulante eficiente; 3. é uma erva antituberculose; e 4. suspender a hemorragia (como um hemostático).

Chinês – **Baiwei**. 白薇
Re – 1394.
Nome comum – Rosa branca.
Família – Asclepiadaceae.
Nome chinês – Rosa branca (chamada assim devido a sua cor).
Nomes científicos – *Cynanchum atratum,* Bge., e *Cynanchum versicolor,* Bge.
Nome farmacêutico – *Radix cynanchi atrati.*
Parte usada – Raiz.
Dosagem – 6 a 12g.
Sabor – Amargo e salgado.
Energia – Fria.
Classe – Ervas para reduzir o calor excessivo dentro do corpo (Classe 2).
Meridianos – Não determinados.

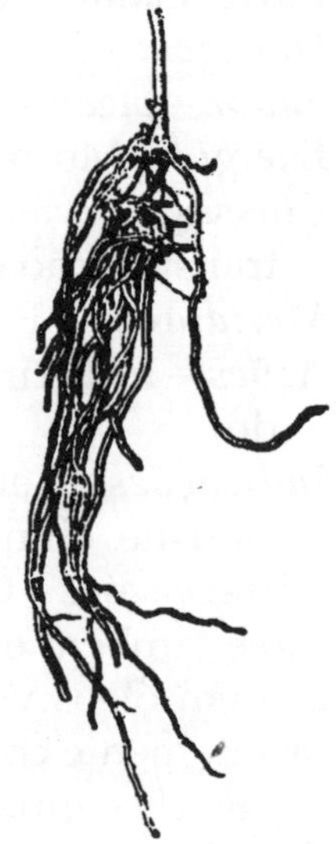

Ações – Beneficiar o *Yin,* melhorar o calor e resfriar o sangue.
Indicações – Febre periódica devido à deficiência de *Yin* e febre em doenças mornas-quentes.
Observações – *Baiwei* contém cinancol.

Chinês – **Baizhu**. 白术
Re – 1376.
Nome comum – *Atractylodes* branca.
Família – Compositae.

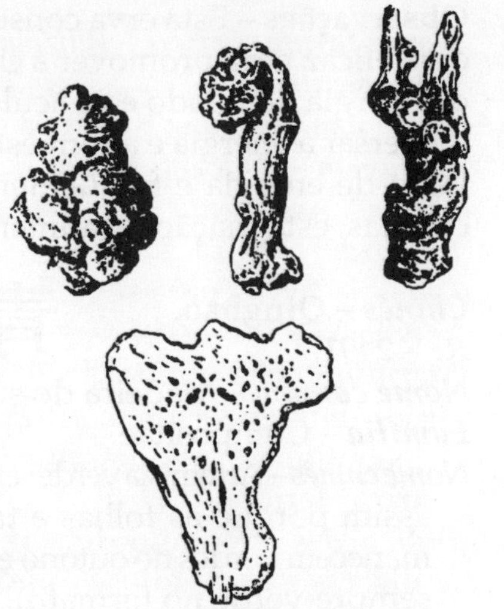

Nome chinês – *Atractylodes* branca (chamada assim devido a sua cor).
Nome científico – *Atractylodes macrocephala*, Koidz.
Nome farmacêutico – *Rhizoma atractylodis*.
Parte usada – Rizoma.
Dosagem – 5g.
Sabor – Doce e amargo.
Energia – Morna.
Classe – Ervas para corrigir deficiências (Classe 16).
Meridianos – Baço e estômago.
Ações – Tonificar a energia, fortalecer o baço, secar a umidade, beneficiar a água e suspender a transpiração.
Indicações – Deficiência do baço, falta de apetite, edema e transpiração excessiva.
Observações – Os experimentos indicam que *Baizhu* pode proteger o fígado, promover a micção e reduzir o açúcar do sangue.

Chinês – Qingpi. 青皮
Re – 2485.

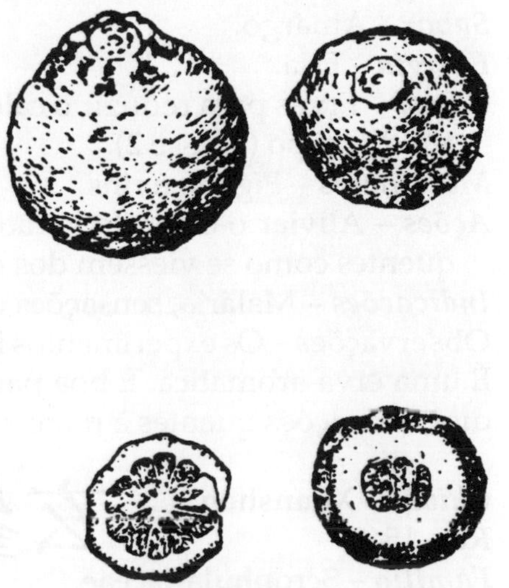

Nome comum – Casca de laranja verde.
Família – Rutaceae.
Nome chinês – Casca verde (chamada assim devido a sua cor).
Nomes científicos – *Citrus reticulata*, Blanco, *Citrus tungerinu*, Hortorum e Tanaka, *Citrus unshiu*, Marcovitch, *Citrus sinensis* (L.), Osbeckwilsonii Tanaka.
Nomes farmacêuticos – *Pericarpium citri reticulate. Viride* e *Fructus aurantii immaturus*.
Partes usadas – Casca de fruta não madura e a própria fruta.
Dosagem – 5g.
Sabor – Amargo e picante.
Energia – Morna.
Classe – Ervas para regular a energia (Classe 11).
Meridianos – Fígado e vesícula biliar.
Ações – Dispersar a congestão de energia, dispersar acúmulos, promover o fluxo de energia e aliviar a dor.
Indicações – Protuberância e dor no peito e dor hernial no abdome inferior.

Observações – Esta erva consiste da casca de laranjas não maduras. É uma erva eficaz para promover a circulação de energia para aliviar a congestão de energia no fígado e vesícula biliar, relaxar o fígado para alívio da dor e dispersar a energia e a congestão. É uma erva forte para promover a circulação de energia e freqüentemente é usada para tratar a dor no peito e costelas, estagnação de alimentos e congestão de energia.

Chinês – **Qinghao.** 青蒿
Re – 2491.
Nome comum – Madeira do sul.
Família – Compositae.
Nome chinês – Artemísia verde sempre-verde (chamada assim porque as folhas e talos desta erva permanecem verdes no outono e é similar à Artemisia sempre-verde no formato).
Nomes científicos – *Artemisia annua* (L.) e *Artemisia apiacea* Hance.
Nome farmacêutico – *Herba artemisiae chinghao.*
Parte usada – Rizoma.
Dosagem – 6g.
Sabor – Amargo.
Energia – Fria.
Classe – Ervas para reduzir o calor excessivo dentro do corpo (Classe 2).
Meridianos – Fígado e rins.
Ações – Aliviar o calor do verão, melhorar o calor e aliviar as sensações quentes como se viessem dos ossos.
Indicações – Malária, sensações quentes e escabiose.

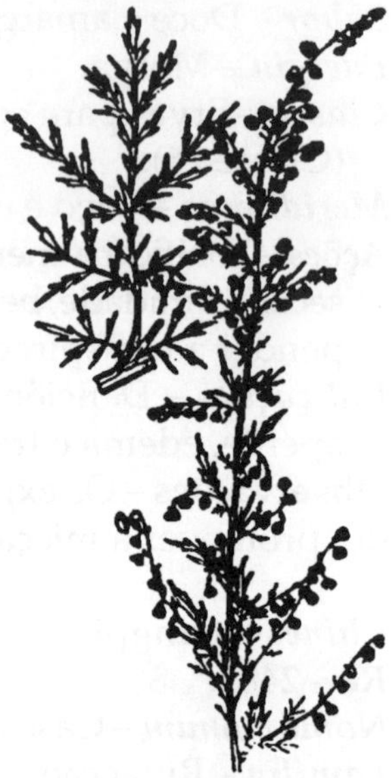

Observações – Os experimentos indicam que esta erva pode inibir a gripe. É uma erva aromática. É boa para doenças mornas em seus estágios tardios, sensações quentes à noite e sensações frias pela manhã.

Chinês – **Xuanshen.** 玄參
Re – 1542.
Família – Scrophulariaceae.
Nome chinês – Ginseng escuro (chamado assim porque seu caule se parece com ginseng, mas é escuro).
Nome científico – *Scrophularia ningpoensis,* Hemsl.
Nome farmacêutico – *Radix scrophulariae.*
Parte usada – Raiz tuberosa.
Dosagem – 10g.
Sabor – Amargo e salgado.
Energia – Fria.

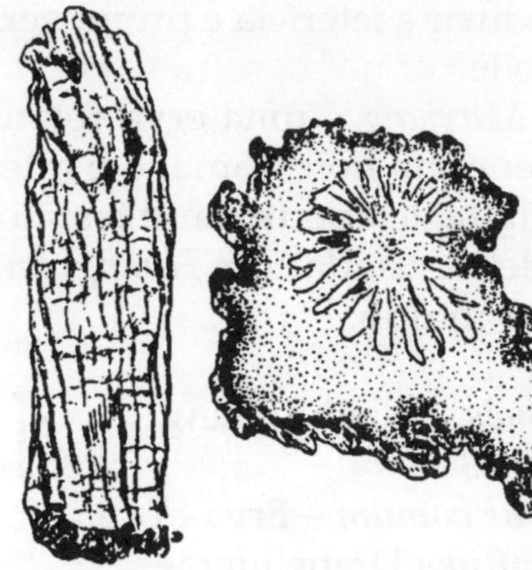

Classes – Ervas para reduzir o calor excessivo dentro do corpo (Classe 2) e para lubrificar os sintomas secos (Classe 6).
Meridianos – Pulmões e rins.
Ações – Melhorar o calor, umedecer o *Yin* (aumentar a energia *Yin*), diminuir o fogo, desintoxicar e dispersar a congestão.
Indicações – Doenças quentes, escabiose, dor de garganta, escrófula e carbúnculos.
Observações – Os experimentos indicam que esta erva pode esfriar o sangue e diminuir a pressão sangüínea por tonificação e reduzir o açúcar do sangue.

ERVAS CHINESAS NOMEADAS POR SEU SABOR E AROMAS

As ervas podem ser tanto doces, azedas, amargas, picantes ou salgadas – ou uma combinação. Algumas são aromáticas, enquanto outras possuem odor desagradável.

Chinês – **Muxiang.** 木香
Re – 0703.
Nome comum – "Costusroot".
Família – Compositae.
Nome chinês – Aroma de madeira (chamada assim porque é aromática).
Nomes científicos – *Aucklandia lappa*, Decne, e *Saussurae lappa*, Clarke.
Nome farmacêutico – *Radix aucklandiae* e *Radix saussureae.*
Parte usada – Raiz seca.
Dosagem – 6g.
Sabor – picante.
Energia – Morna.
Classe – Ervas para regular a energia (Classe 11).
Meridianos – Pulmões, fígado e baço.
Ações – Promover a circulação de energia, aliviar a dor e eliminar acúmulos.

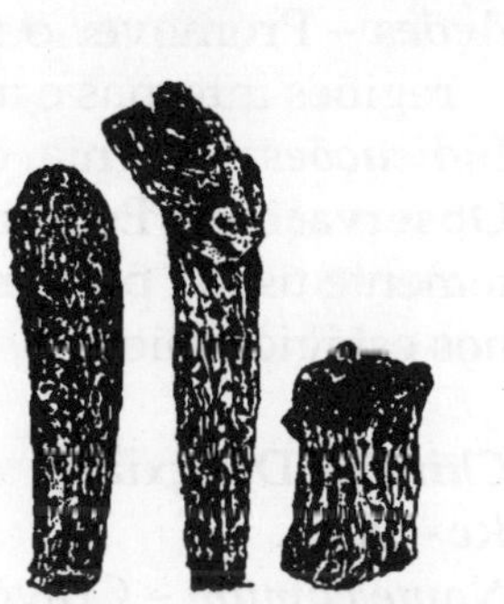

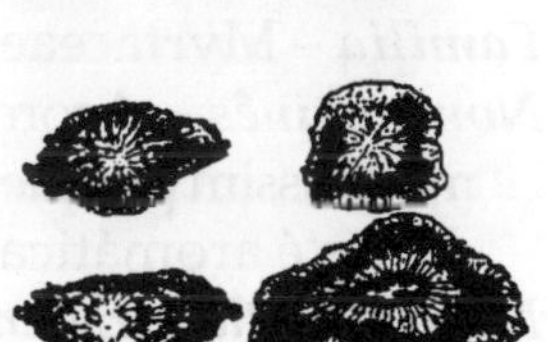

Indicações – Protuberância e dor abdominal, diarréia e disenteria.
Observações – Os experimentos indicam que esta erva pode ser eficaz para promover o peristaltismo gastrointestinal, beneficiar a vesícula biliar

e reduzir a icterícia e promover a produção de bile no fígado e a excreção da bile.

Muxiang é uma erva relativamente forte para aliviar a estagnação de energia no estômago e intestino. É freqüentemente usada para tratar falta de apetite, indigestão e protuberância e dor abdominal severa. Pode ser usada com *Huanglian* para tratar diarréia e tenesmo devido ao calor úmido.

Chinês – **Xiaohuixiang.** 小茴香
Re – 3306.
Nome comum – Erva-doce.
Família – Umbelliferae.
Nome chinês – Erva-doce.
Nome científico – *Foeniculum vulgare,* Mill.
Nome farmacêutico – *Fructus foeniculi.*
Parte usada – Fruto maduro.
Dosagem – 2 a 5g.
Sabor – picante.
Energia – Morna.
Classe – Ervas para reduzir sensações de frio dentro do corpo (Classe 4).
Meridianos – Fígado, rins, baço e estômago.
Ações – Promover o fluxo de energia, dispersar a congestão, aquecer as regiões internas e aliviar a dor.
Indicações – Hérnia, dor no abdome inferior e borborigmo intestinal.
Observações – Esta erva pode aquecer o abdome inferior. É mais freqüentemente usada para tratar apenas as causas agudas de dor abdominal fria nos estágios iniciais.

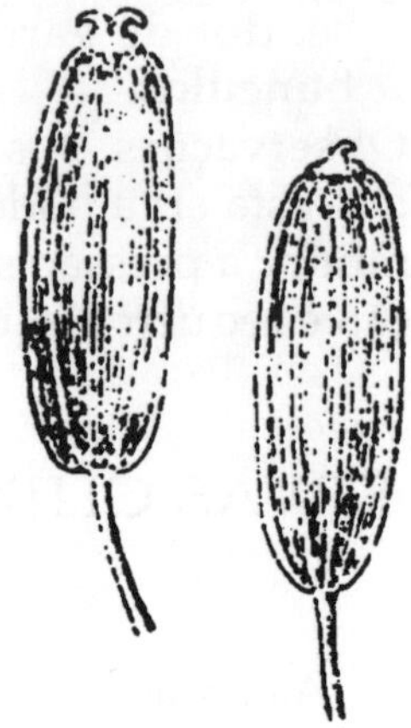

Chinês – **Dingxiang.** 丁香
Re – 0026.
Nome comum – Cravo-da-Índia.
Família – Myrtaceae.
Nome chinês – Aroma em forma de T (chamada assim porque suas flores são em forma de T e é aromática).
Nome científico – *Eugenia caryophyllata,* Thunberg (*Caryophyllus aromaticus* (L.).
Nome farmacêutico – *Flos caryophylli.*
Parte usada – Botões.
Dosagem – 2g.
Sabor – picante.
Energia – Morna.

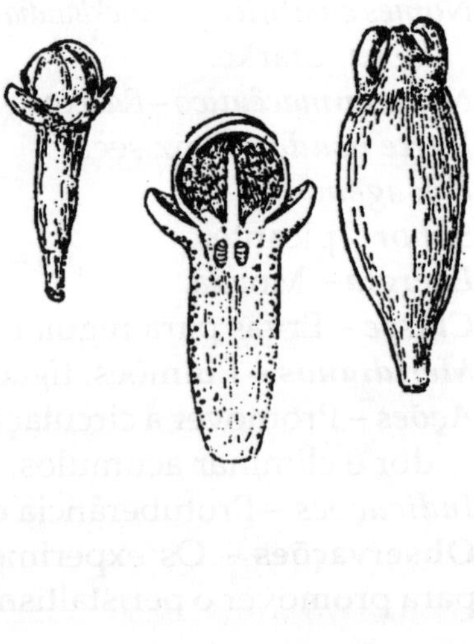

Classes – Ervas para regular a energia (Classe 11) e para reduzir sensações de frio dentro do corpo (Classe 4).
Meridianos – Pulmões, baço, estômago e rins.
Ações – Diminuir a energia, aquecer o baço e rins e aliviar a dor.
Indicações – Soluço, vômito, deficiência fria do baço e rim e dor abdominal fria.
Observações – Os experimentos indicam que *Dingxiang* é eficaz como digestivo e para promover o peristaltismo intestinal. Aquece o baço e o estômago e é boa para estômago frio e soluço devido ao frio.

Chinês – **Chouwutong**. 臭梧桐
Re – 3886.
Nome comum – Folha de clerodendron ramificada.
Família – Verbenaceae.
Nome chinês – Árvore pára-sol chinesa fétida (chamada assim porque seu odor é desagradável).
Nome científico – *Clerodendron trichotomum, Thunb.*
Nome farmacêutico – *Folium clerodendri trichotomi.*

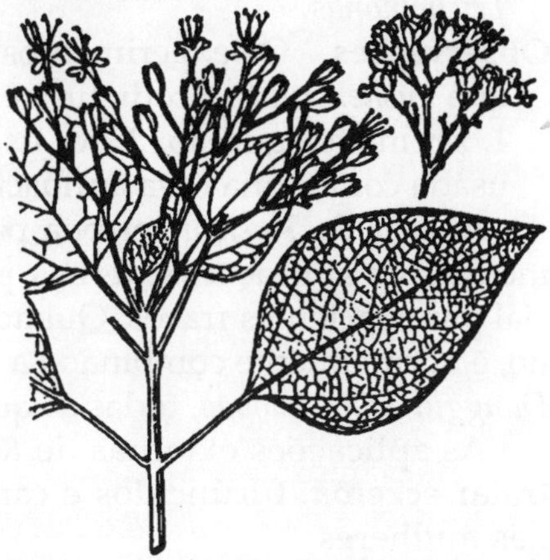

Partes usadas – Galhos e folhas novos.
Dosagem – 10 a 20g.
Sabor – Amargo e doce.
Energia – Fria.
Classe – Ervas para agir contra o reumatismo (Classe 3).
Meridianos – Não determinados.
Ações – Limpar o calor, beneficiar a água, expelir o vento e a umidade, aliviar a dor e reduzir a pressão sangüínea.
Indicações – Fezes sanguinolentas, supressão de micção, artrite, lumbago e dor nas pernas e hipertensão.
Observações – Os experimentos indicam que *chouwutong* é uma erva eficaz para alívio da dor. É uma erva anti-reumática e geralmente eficaz para reduzir a pressão sangüínea.

Chinês – **Kushen**. 苦參
Re – 2624.
Nome comum – *Sophora* amarga.
Família – Leguminosae.
Nome chinês – Ginseng amargo (chamado assim devido ao seu sabor).
Nome científico – *Sophora flavescens*, Ait.
Nome farmacêutico – *Radix sophorae flavescentis.*

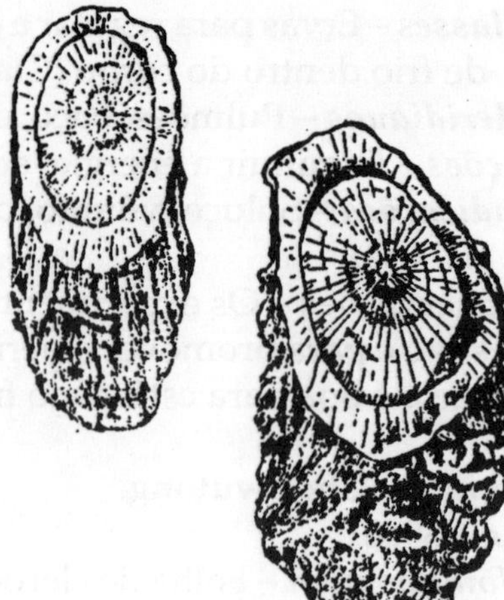

Parte usada – Raiz.
Dosagem – 6 a 12g.
Sabor – Amargo.
Energia – Fria.
Classe – Ervas para reduzir o calor excessivo dentro do corpo (Classe 2).
Meridianos – Coração, baço e rins.
Ações – Melhorar o calor, secar a umidade, beneficiar a água, destruir os vermes e aliviar o prurido.
Indicações – Diarréia, disenteria, dificuldade de micção, escabiose e vaginite por *Trichomonas*.
Observações – Os experimentos indicam que *kushen* pode produzir três efeitos: 1. promover micção; 2. ser usada para vários tipos de câncer; e 3. ser usada como uma erva antibacteriana.

Apesar de *Kushen* ser boa para muitos sintomas, é usada principalmente para aplicações externas, porque é fria e amarga e pode ser prejudicial para pacientes fracos. Quando *Kushen* é usada para o consumo interno, é normalmente combinada a outras ervas, tais como *Muxiang, Gancao, Danggui* e *Chishaoyao*, todas as quais são discutidas neste livro.

As aplicações externas de *Kushen* são freqüentemente usadas para tratar eczema, furúnculos e carbúnculos, assim como prurido genital nas mulheres.

Chinês – **Kulianpi**. 苦楝皮
Re – 2658.
Nome comum – Córtex de árvore azedaraque.
Família – Meliaceae.
Nome chinês – Córtex de árvore azedaraque amargo (chamado assim devido ao seu sabor).

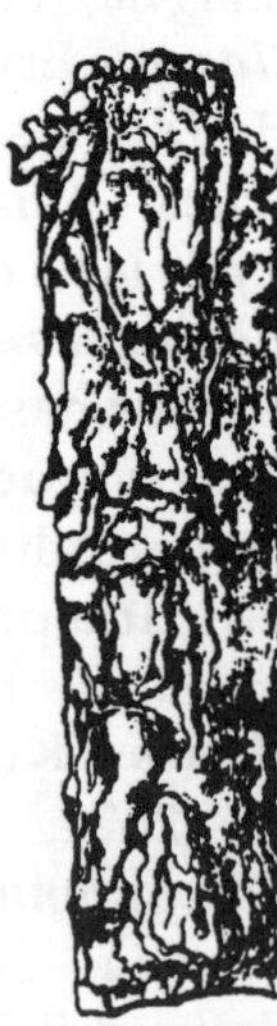

Nomes científicos – *Melia toosendan*, Sieb. e Zucc, *e Melia azedarach* (L.).
Nome farmacêutico – *Cortex meliae*.
Parte usada – Córtex de raiz branca.
Dosagem – 10 a 15g.
Sabor – Amargo.
Energia – Fria.
Classe – Ervas para expelir ou destruir os parasitas (Classe 18).
Meridianos – Não determinados.
Ações – Destruir vermes.
Indicações – Nematódeos e ancilóstomos.

***Chinês* – Suanzaoren.** 酸棗仁
Re – 5292.
Nome comum – Jujuba.
Família – Rhamnaceae.
Nome chinês – Tâmara azeda (chamada assim porque suas frutas lembram tâmaras e têm sabor azedo).
Nome científico – *Ziziphus spinosa,* Hu.
Nome farmacêutico – *Semen ziziphi spinosae.*
Parte usada – Caroço.
Dosagem – 10g.
Sabor – Doce.
Energia – Neutra.
Classe – Ervas para reduzir a ansiedade (Classe 14).
Meridianos – Coração, fígado e vesícula biliar.
Ações – Proteger o coração, acalmar o vigor, suspender a transpiração e produzir líquidos.
Indicações – Insônia, palpitações, esquecimento e transpiração deficiente.
Observações – Os experimentos indicam que *Suanzaoren* pode sedar e inibir. *Suanzaoren* pode ser usada para tratar insônia devido à ansiedade por nutrir o sangue e o fígado.

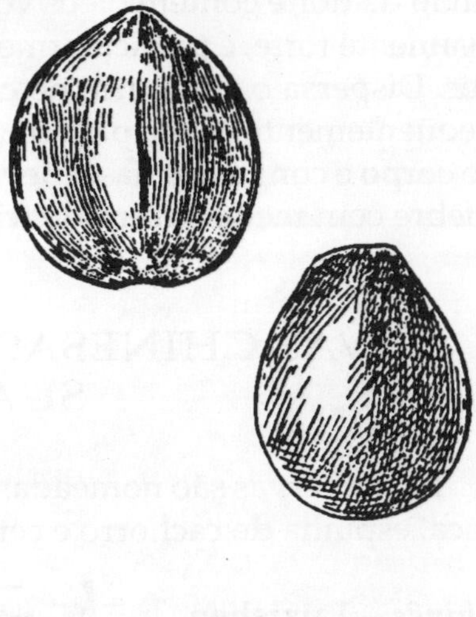

***Chinês* – Xixin.** 細辛
Re – 3082.
Nome comum – Gengibre selvagem chinês.
Família – Aristolochiaceae.
Nome chinês – Fina e picante (chamada assim porque suas raízes são muito finas e têm sabor picante).
Nomes científicos – *Asarum heterotropoides* Fr., Schmidt, var. *mandshuricum* (Maxim.), Kitag, e *Asarum sieboldii,* Miq.
Nome farmacêutico – *Herba asari.*
Partes usadas – Raiz e rizoma.
Dosagem – 5g.
Sabor – picante.
Energia – Morna.
Classe – Ervas para induzir a transpiração (Classe 1).
Meridianos – Coração, pulmões, fígado e rins.
Ações – Expelir o frio, dispersar o vento, promover o fluxo de água e abrir cavidades.

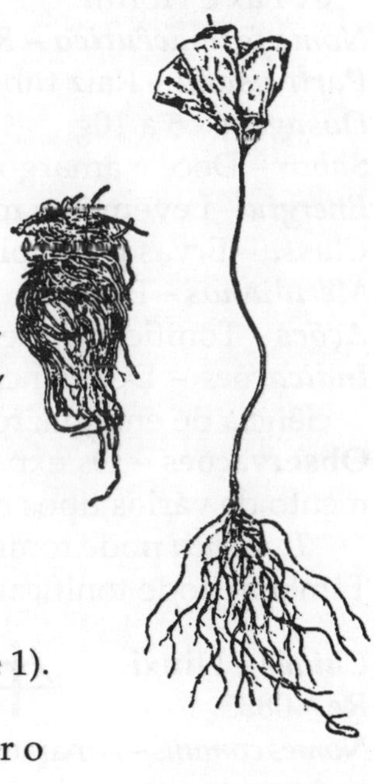

Indicações – Cefaléia devido à umidade do vento, asma, tosse e reumatismo.
Observações – Os experimentos indicam que *Xixin* é uma erva eficaz para alívio da dor e contém óleos voláteis. Uma vez que *Xixin* é uma erva relativamente forte, é particularmente boa para abrir cavidades para alivio da dor. Dispersa o vento frio no coração e nos rins em particular. É é a mais freqüentemente usada para tratar cefaléia devido ao resfriado comum, dor no corpo e congestão nasal devido ao ataque externo e deficiência de *Yang* e febre com medo severo do frio.

ERVAS CHINESAS NOMEADAS DEVIDO ÀS SUAS FORMAS

Muitas ervas são nomeadas devido as suas formas, tais como joelho de vaca, espinha de cachorro e cem partes.

Chinês – **Taizishen**. 太子參
Re – 0749.
Nome comum – Raiz de "falsestartwort" heterófilo.
Família – Caryophyllaceae.
Nome chinês – Ginseng príncipe (chamada assim porque suas raízes lembram um príncipe gordo).
Nome científico – *Pseudostellaria heterophylla* (Miq.), Pax ex Pax e Hoffm.
Nome farmacêutico – *Radix pseudostellariae.*
Parte usada – Raiz tuberosa.
Dosagem – 6 a 10g.
Sabor – Doce e amargo.
Energia – Levemente morna.
Classe – Ervas para corrigir deficiências (Classe 16).
Meridianos – Baço e pulmões.
Ações – Tonificar a energia, beneficiar o baço e produzir líquidos.
Indicações – Deficiência de energia do baço e estômago, pulmões, deficiência de energia, respiração curta, asma, tosse e sede.
Observações – Os experimentos indicam que esta erva é eficaz no tratamento de vários tipos de câncer.

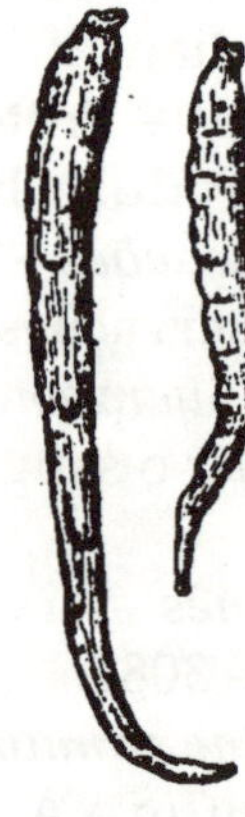

Taizishen pode tonificar a energia para tratar fadiga e respiração curta. Também pode tonificar o *Yin*, produzir líquidos e saciar a sede.

Chinês – **Niuxi**. 牛膝
Re – 0833.
Nomes comuns – Amaranto duplamente dentado e raiz de *achyranthes* duplamente dentada.

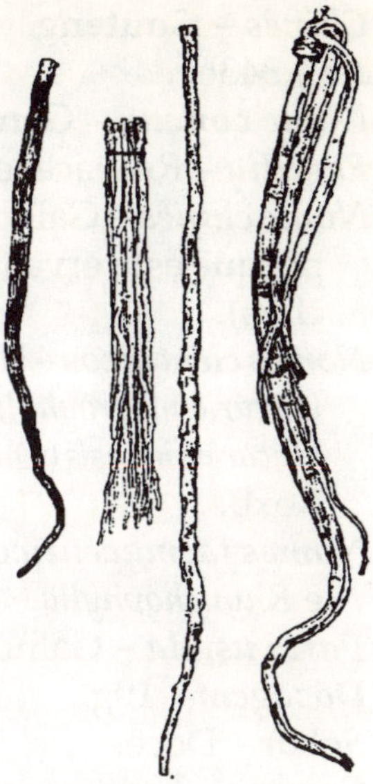

Família – Amaranthaceae.
Nome chinês – Joelho de vaca (chamada assim porque seus talos lembram os joelhos de uma vaca).
Nome científico – *Achyranthes bidentata*, Bl.
Nome farmacêutico – *Radix achyranthis bidentatae.*
Parte usada – Raízes.
Dosagem – 10g.
Sabor – Amargo e azedo.
Energia – Neutra.
Classe – Ervas para regular o sangue (Classe 12).
Meridianos – Fígado e rins.
Ações – Ativar o sangue e facilitar o fluxo menstrual (crua) e tonificar o fígado e rins (processada).
Indicações – Supressão da menstruação, obstruções abdominais, cefaléia devido ao fogo do fígado e dor nos ossos.
Observações – Os experimentos indicam que esta erva pode diminuir a pressão sangüínea por tonificação.

Chinês – **Gouji**. 狗脊
Re – 2949.

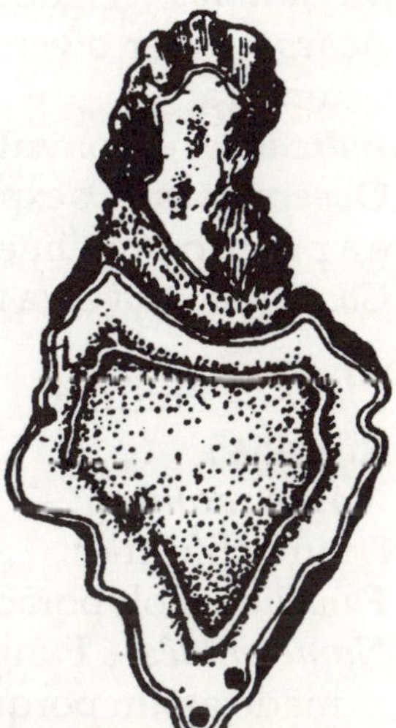

Nome comum – Rizoma do feto arbóreo do leste asiático.
Família – Dicksoniaceae.
Nome chinês – Espinha de cachorro (chamada assim porque se parece com uma espinha de cachorro).
Nome científico – *Cibotium barometz* (L.), J. Sm.
Nomc farmacêutico – *Rhizoma cibotii.*
Parte usada – Rizoma.
Dosagem – 5 a 25g.
Sabor – Amargo e doce.
Energia – Morna.
Classes – Ervas para agir contra o reumatismo (Classe 3) e para corrigir deficiências (Classe 16).
Meridianos – Fígado e rins.
Ações – Tonificar o fígado e rins, fortalecer as partes pudendas e pernas e remover o vento e umidade.
Indicações – Lumbago, pernas fracas, enurese, micção freqüente, corrimento vaginal esbranquiçado e úlceras crônicas.
Observações – Esta erva é eficaz para tratar dor na espinha devido a um acúmulo de frio e umidade.

***Chinês* – Gouteng.** 鈎藤
Re – 3436.
Nome comum – Gambir.
Família – Rubiaceae.
Nome chinês – Galhos em gancho (chamados assim porque esta erva tem espinhos em forma de ganchos).
Nomes científicos – *Uncaria rhynchophylla* (Miq.), Jacks, *Uncaria macrophylla*, Wall., *Uncaria hirsuta*, Havil., *Uncaria sinensis* (Oliv.), Havil., e *Uncaria sessilifructus*, Roxb.
Nomes farmacêuticos – *Ramulus uncariae cum uncis* e *Rhynchophylla*.

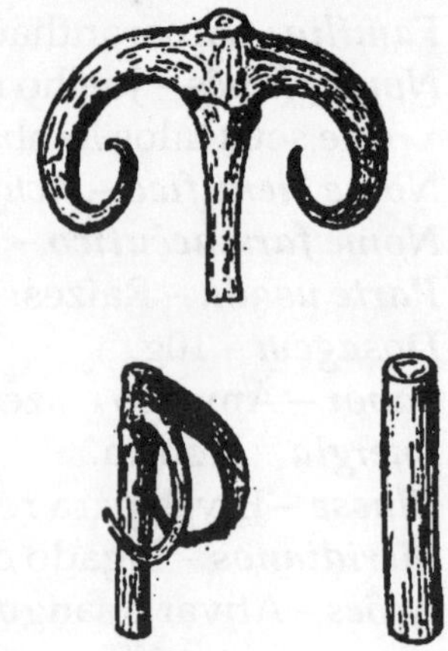

Parte usada – Galhos.
Dosagem – 10g.
Sabor – Doce.
Energia – Levemente fria.
Classes – Ervas para reduzir a ansiedade (Classe 14) e para cessar movimentos involuntários (Classe 15).
Meridianos – Fígado e pericárdio.
Ações – Parar o vento, remover o calor, acalmar as convulsões e cessar a tontura.
Indicações – Convulsões em crianças, tontura, cefaléia, febre e contrações.
Observações – Os experimentos indicam que esta erva pode reduzir a ansiedade e a pressão sangüínea, sedar e inibir e agir contra a epilepsia e convulsões. *Gouteng* é uma erva ideal para casos leves de convulsões no estágio inicial.

***Chinês* – Zhuling.** 猪苓
Re – 4545.
Nome comum – Fungo de poros umbeliformes.
Família – Polyporaceae.
Nome chinês – Fungos de porcos (chamado assim porque é negra como estrume de porco e cresce nas árvores como um fungo).

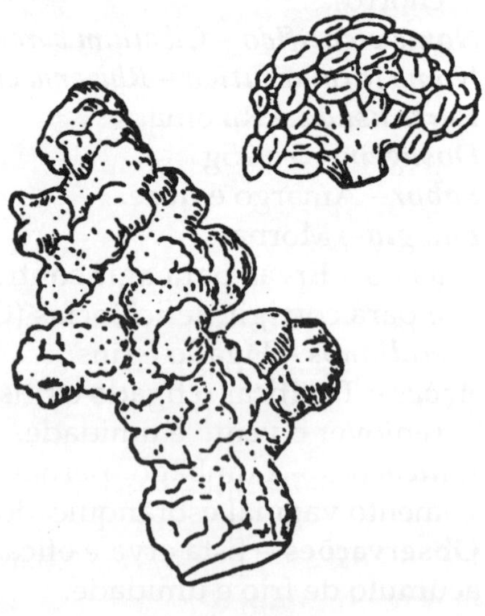

Nome científico – *Polyporus umbellatus* (Pers.), Fries.
Nome farmacêutico – *Polyporus umbellatus* (Grifola).
Parte usada – Núcleo do fungo.
Dosagem – 10g.
Sabor – Doce.

Energia – Neutra.
Classe – Ervas para reduzir a umidade no corpo (Classe 5).
Meridianos – Rins e vesícula biliar.
Ações – Filtrar e beneficiar a umidade.
Indicações – Micção diminuída, edema, beribéri, pressões urinárias e corrimento vaginal.
Observações – Os experimentos indicam que esta erva pode promover a micção.

Chinês – **Chuanwutou.** 川乌头
Re – 0456.
Nome comum – Acônito.
Família – Ranunculaceae.
Nome chinês – Cabeça de coroa de Si Chuan (chamada assim porque se parece com uma coroa e a melhor qualidade de erva é produzida em Si Chuan).
Nomes científicos – *Aconitum chinense,* Paxton, e *Aconitum carmichaeli,* Debx.
Nome farmacêutico – *Radix aconiti.*
Parte usada – Raiz tuberosa.
Dosagem – 4g.
Sabor – picante.
Energia – Quente.
Classes – Ervas para agir contra o reumatismo (Classe 3) e para reduzir sensações de frio dentro do corpo (Classe 4).
Meridianos – Baço, rins e coração.
Ações – Remover o vento e umidade, aquecer os meridianos, dispersar o frio e aliviar a dor.
Indicações – Dor reumática aguda, espasmos de braços e pernas, paralisia de membros, contrações e entorpecimento e cefaléia devido ao frio.
Observações – Os experimentos indicam que esta erva é eficaz para aliviar a dor. Mas é extremamente tóxica quando usada na forma bruta e precisa ser processada para consumo.

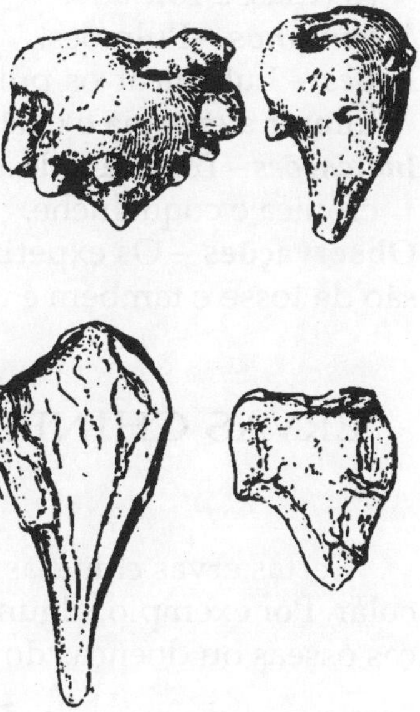

Chinês – **Baibu.** 百部
Re – 1729.
Nome comum – Aspargo selvagem.
Família – Stemonaceae.
Nome chinês – Cem partes (chamada assim porque suas raízes são mais de cem em número).

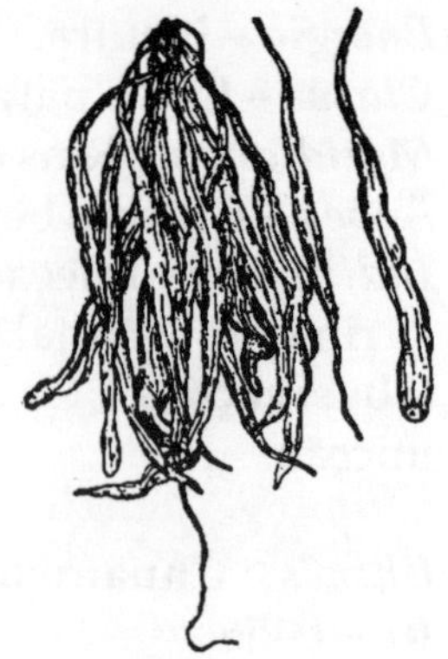

Nomes científicos – *Stemona sessilifolia* (Miq.), Miq., *Stemona japonica* (Bl.), Miq., e *Stemona tuberosa*, Lour.
Nome farmacêutico – *Radix stemonae.*
Parte usada – Raiz tuberosa.
Dosagem – 5g.
Sabor – Doce e amargo.
Energia – Levemente morna.
Classe – Ervas para suprimir a tosse e reduzir o catarro (Classe 10).
Meridianos – Pulmões.
Ações – Lubrificar os pulmões, suprimir a tosse, diminuir a energia e destruir vermes.
Indicações – Tosse devido à fadiga deficiente, tuberculose pulmonar, bronquite crônica e coqueluche.
Observações – Os experimentos indicam que *Baibu* é eficaz para supressão da tosse e também é uma erva antituberculose.

ERVAS CHINESAS NOMEADAS DEVIDO AOS SEUS EFEITOS

Certas ervas chinesas são nomeadas devido aos seus efeitos em particular. Por exemplo, algumas são nomeadas pelas doenças oculares, doenças ósseas ou doenças do vento.

Chinês – **Gusuibu**. 骨碎補
Re – 3421.

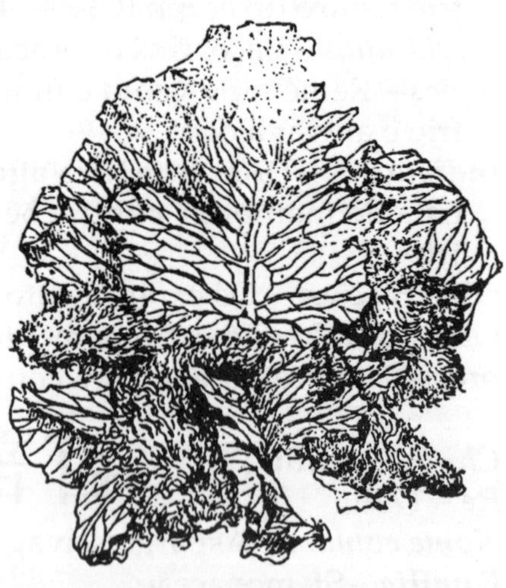

Nome comum – Rizoma de drinária da fortuna.
Família – Polypodiaceae.
Nome chinês – Remédio para fratura óssea (chamada assim devido ao fato de ser eficaz para doenças ósseas).
Nomes científicos – *Drynaria fortunei* (Kunze), J. Sm., e *Drynaria baronii* (Christ), Diels.
Nome farmacêutico – *Rhizoma drynariae.*
Parte usada – Rizoma.
Dosagem – 5 a 10g.
Sabor – Amargo.
Energia – Morna.
Classes – Ervas para agir contra o reumatismo (Classe 3) e para corrigir deficiências (Classe 16).
Meridianos – Fígado e rins.

Ações – Tonificar os rins, conectar tendões e ossos, ativar o sangue e aliviar a dor.

Indicações – Fratura, lumbago e deficiência renal com zumbido nos ouvidos.

Observações – Esta erva pode tonificar os rins para tratar a diarréia crônica devido à deficiência renal. Além disso, pode ativar o sangue e ligar ossos quebrados, motivo pelo qual é usada para tratar fratura e dor em tendões e ossos.

Chinês – **Yuanzhi.** 遠志

Re – 2087.

Nome comum – Erva-leiteira de folhas delgadas.

Família – Polygalaceae.

Nome chinês – Determinação longa (chamada assim porque acredita-se que consumindo-se esta erva, a pessoa pode desenvolver a forte determinação que percorre um longo caminho).

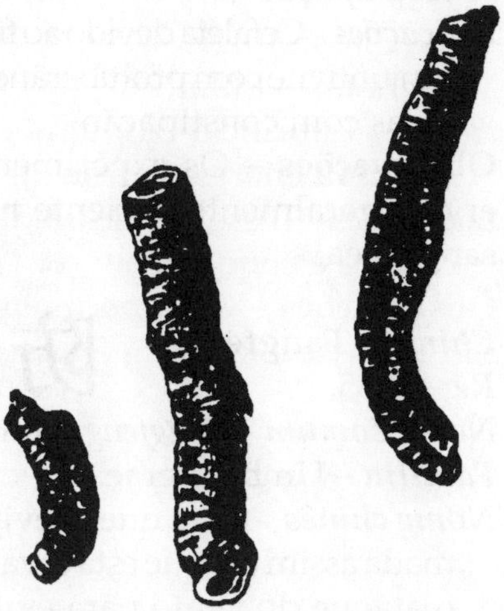

Nomes científicos – *Polygala tenuifolia*, Willd., e *Polygala sibirica* (L.).

Nome farmacêutico – *Radix polygalae.*

Parte usada – Raiz.

Dosagem – 5g.

Sabor – Amargo e picante.

Energia – Morna.

Classe – Ervas para reduzir a ansiedade (Classe 14).

Meridianos – Coração e rins.

Ações – Acalmar o vigor, beneficiar a inteligência, transformar o catarro, abrir cavidades e dispersar e eliminar.

Indicações – Insônia, palpitações, esquecimento, tosse com catarro abundante, carbúnculos e dor de garganta.

Observações – Os experimentos indicam que esta erva é eficaz como um expectorante e pode sedar e inibir. Contém saponina, que é responsável por estar sendo usada como um expectorante.

Chinês – **Juemingzi, Caojueming.** 决明子

Re – 1906.

Nome comum – Semente de cássia.

Família – Leguminosae.

Nome chinês – Determinante do brilho da semente (chamada assim porque pode aguçar a visão).

Nomes científicos – *Cassia obtusifolia* (L.) e *Cassia tora* (L.).

Nome farmacêutico – *Semen cassiae.*

Parte usada – Sementes maduras.

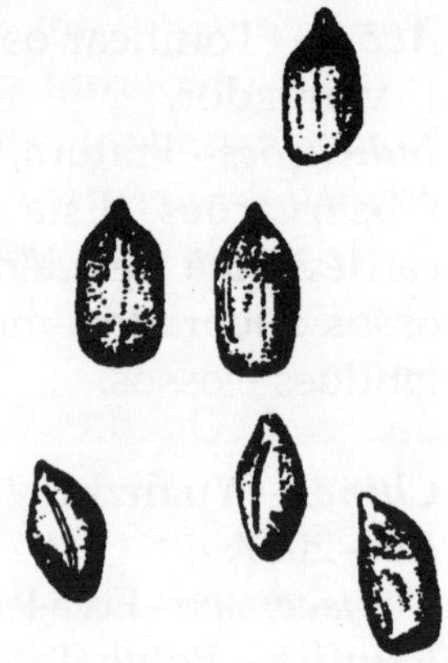

Sabor – Salgado.
Energia – Neutra.
Classe – Ervas para reduzir o calor excessivo dentro do corpo (Classe 2).
Meridianos – Fígado e rins.
Ações – Melhorar o fígado, beneficiar os rins, expelir o vento, aguçar a visão e lubrificar o intestino para constipação.
Indicações – Cefaléia devido ao fígado quente, amaurose, conjuntivite com protuberância e eliminação de fezes secas com constipação.
Observações – Os experimentos indicam que esta erva é geralmente eficiente na redução da pressão sangüínea.

Chinês – **Fangfeng.** 防風
Re – 1985.
Nome comum – *Fangfeng* chinês.
Família – Umbelliferae.
Nome chinês – Erva que previne o vento (chamada assim porque esta erva pode agir contra o ataque do vento para evitar a doença e o ataque).

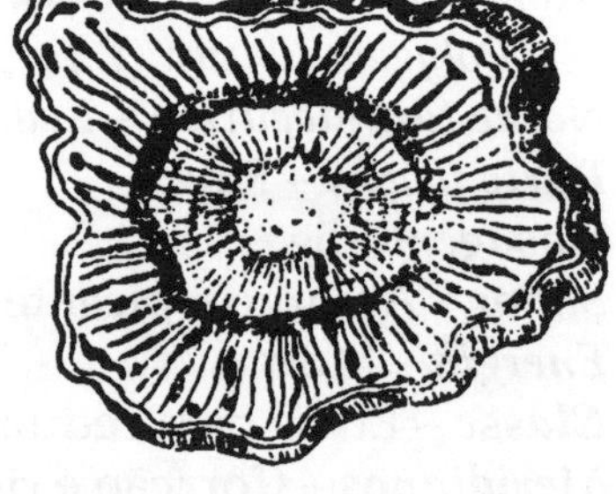

Nome científico – *Ledebouriella divaricata* (Turcz.).
Nome farmacêutico – *Radix Redebouriellae.*
Parte usada – Raiz.
Dosagem – 5g.
Sabor – Picante.
Energia – Levemente morna.
Classe – Ervas para induzir a transpiração (Classe 1).
Meridianos – Vesícula biliar, fígado, pulmões, baço e estômago.
Ações – Induzir a transpiração, dispersar o frio, aliviar a dor e superar a umidade.
Indicações – Reumatismo de vento-umidade.
Observações – Os experimentos indicam que *Fangfeng* é eficaz para alívio da dor e é uma erva anti-reumática. *Fangfeng* é boa para transpiração excessiva devido à deficiência superficial e para prevenção de resfriado comum.

Chinês – **Dafengzi.** 大楓子
Re – 0196.
Nome comum – Chalmogra.
Família – Flacourtiaceae.

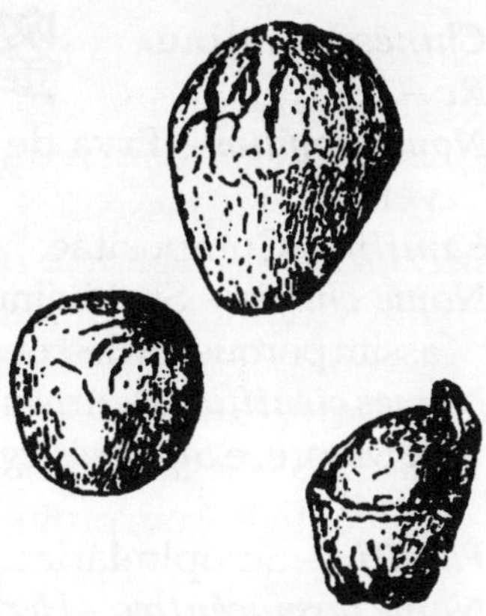

Nome chinês – Semente de lepra maior (chamada assim porque pode tratar a lepra).
Nome científico – *Hydnocarpus anthelmintica*, Pierre.
Nome farmacêutico – *Semen hydnocarpi*.
Parte usada – Sementes maduras.
Dosagem – 2 a 4g.
Sabor – Picante.
Energia – Quente.
Classe – Ervas para aplicações externas (Classe 20).
Meridianos – Não determinados.
Ações – Expelir o vento, secar a umidade, atacar venenos e destruir vermes.
Indicações – Escabiose, furúnculos e lepra.
Observações – *Dafengzi* é tóxica.

ERVAS CHINESAS NOMEADAS POR SUAS DESCOBERTAS

Chinês – **Xuchangqing.** 徐長卿
Re – 3897.

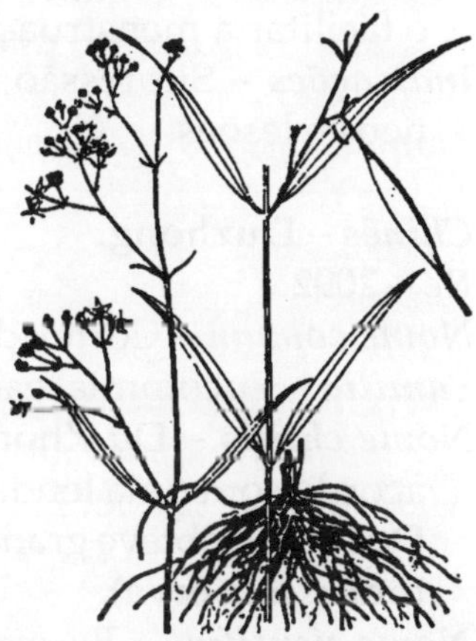

Nome comum – Raiz de quelidônia paniculada.
Família – Asclepiadaceae.
Nome chinês – Sr. Xuchangqing (chamada assim porque foi descoberta por ele).
Nome científico – *Cynanchum paniculatum* (Bge.), Kitag.
Nome farmacêutico – *Radix cynanchi paniculati*.
Partes usadas – Raiz e rizoma ou planta inteira com raiz.
Dosagem – 3 a 10g.
Sabor – Picante.
Energia – Morna.
Classe – Ervas para suprimir a tosse e reduzir o catarro (Classe 10).
Meridianos – Não determinados.
Ações – Aliviar a dor, suprimir a tosse, beneficiar a água, reduzir a protuberância, ativar o sangue e desintoxicar.
Indicações – Dor de estômago, dor de dente, dor reumática, dor abdominal durante a menstruação, traqueíte crônica e eczema.
Observações – Os experimentos indicam que *Xuchangqing* é eficaz para alívio da dor e também é uma erva anti-reumática. É tóxica e deve ser usada cautelosamente por aqueles com deficiência.

Chinês – **Liujinu.** 劉寄奴
Re – 1897.
Nome comum – Erva de absinto diversa.
Família – Compositae.
Nome chinês – Sr. Liujinu (chamada assim porque foi descoberta por ele).
Nomes científicos – *Artemisia anomala,* S. Moore, e *Siphonostegia chinensis,* Benth.
Família – Scroplmlariaceae.
Nome farmacêutico – *Herba artemisiae anomalae.*
Parte usada – Planta inteira.
Dosagem – 5 a 10g.
Sabor – Amargo.
Energia – Morna.
Classe – Ervas para regular o sangue (Classe 12).
Meridianos – Coração e baço.
Ações – Ativar o sangue, aliviar a dor e facilitar a menstruação.
Indicações – Supressão de menstruação, dor devido a coágulos sangüíneos e lesões.

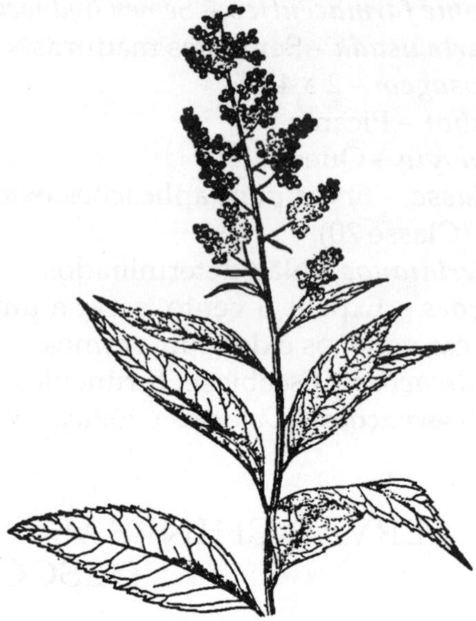

Chinês – **Duzhong.** 杜仲
Re – 2092.
Nome comum – Córtex de *eucommia.*
Família – Eucommiaceae.
Nome chinês – Du Zhong (chamada assim porque, de acordo com uma lenda chinesa, uma pessoa chamada Du Zhong obteve grandes realizações intelectuais após tomar esta erva).
Nome científico – *Eucommia ulmoides,* Oliv.
Nome farmacêutico – *Cortex eucommiae.*
Parte usada – Córtex.
Dosagem – 6g.
Sabor – Doce e amargo.
Energia – Morna.
Classe – Ervas para corrigir deficiências (Classe 16).
Meridianos – Fígado e rins.
Ações – Tonificar o fígado e rins, fortalecer os tendões e ossos e proteger o feto.

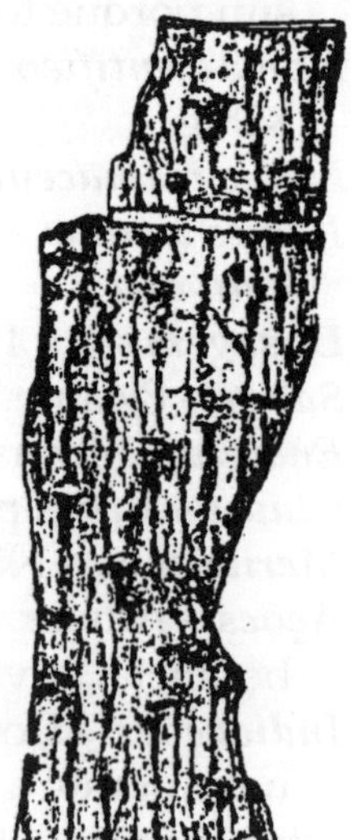

Indicações – Lumbago, movimento do feto, deficiência do rim, cefaléia e tontura e pernas fracas.

Observações – Os experimentos indicam que *Duzhong* pode diminuir a pressão sangüínea por tonificação, reduzir a gordura do sangue e ser geralmente eficiente na redução da pressão sangüínea.

ERVAS CHINESAS NOMEADAS DEVIDO AS SUAS ESTAÇÕES DE CRESCIMENTO

Algumas ervas chinesas são nomeadas devido à estação na qual crescem, inclusive verão médio, talo que tolera o inverno e só me veja no verão (que foi discutida anteriormente).

半夏

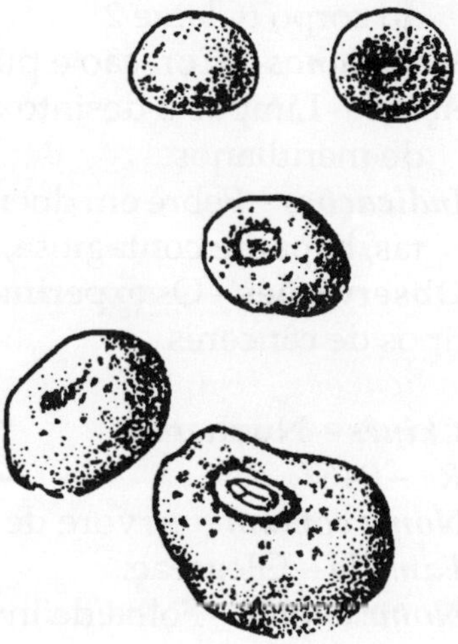

Chinês – **Banxia**.
Re – 1550.
Nome comum – *Pinellia* de verão médio.
Família – Araceae.
Nome chinês – Verão médio (chamada assim porque cresce no meio do verão).
Nome científico – *Pinellia ternata* (Thunb.), Breit.
Nomes farmacêuticos – *Rhizoma pinelliae* e *Tuber pinelliae*.
Parte usada – Rizoma.
Dosagem – 8g.
Sabor – Picante.
Energia – Morna.
Classes – Ervas para induzir o vômito (Classe 7) e para suprimir a tosse e reduzir o catarro (Classe 10).
Meridianos – Baço e estômago.
Ações – Secar a umidade, transformar o catarro, diminuir a ondulação ascendente de energia e aliviar o vômito.
Indicações – Asma, tosse, vômito e aplicações externas para carbúnculos e protuberâncias.

Observações – Os experimentos indicam que *Banxia* é eficaz como um expectorante e pode aliviar o vômito.

Banxia em sua forma crua é tóxica; pode causar dor de garganta, língua inchada e rouquidão, motivo pelo qual deve ser tomada *apenas* internamente após ter sido processada. De acordo com um relatório recente, após ser cozida, seus efeitos tóxicos são substancialmente reduzidos. Todavia, as mulheres grávidas devem usar esta erva cautelosamente.

Chinês – **Rendongteng.** 忍冬藤
Re – 2417.
Nome comum – Talo de madressilva.
Família – Caprifoliaceae.
Nome chinês – Talo que tolera o inverno (chamada assim porque esta planta não seca no frio severo do inverno).
Nome científico – *Lonicera japonica,* Thunberg.
Nome farmacêutico – *Caulis lonicerae.*
Parte usada – Talos folhosos.
Dosagem – 11 a 33g.
Sabor – Doce.
Energia – Fria.
Classe – Ervas para reduzir o calor excessivo dentro do corpo (Classe 2).
Meridianos – Coração e pulmões.
Ações – Limpar e desintoxicar e abrir passagens de meridianos.

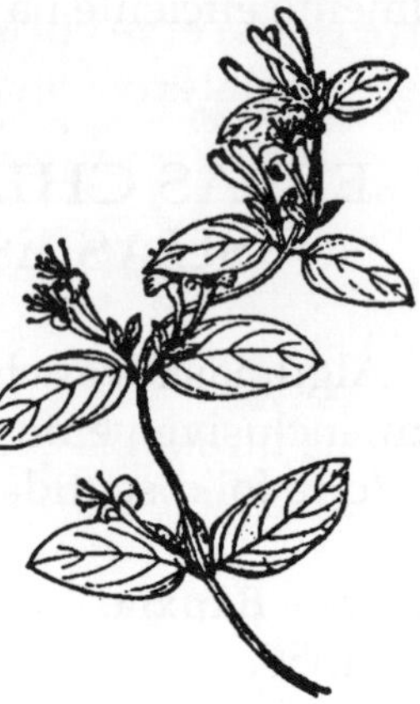

Indicações – Febre em doenças mornas, disenteria com fezes sanguinolentas, hepatite contagiosa, carbúnculos e dor nos tendões e ossos.
Observações – Os experimentos indicam que esta erva é eficaz para vários tipos de cânceres.

Chinês – **Nuzhenzi.** 女貞子
Re – 0467.
Nome comum – Árvore de cera.
Família – Oleaceae.
Nome chinês – Folha de inverno ou semente de castidade (chamada assim porque as folhas desta planta permanecem verdes no frio severo do inverno, que é comparável a uma mulher permencendo fiel a seu amor).
Nome científico – *Ligustrum lucidum,* Ait.
Nome farmacêutico – *Fructus ligustri lucidi.*
Parte usada – Fruta madura.
Dosagem – 10 a 15g.
Sabor – Doce e amargo.
Energia – Neutra.
Classe – Ervas para corrigir deficiências (Classe 16).
Meridianos – Fígado e rins.
Ações – Nutrir o *Yin* e tonificar o fígado e os rins.

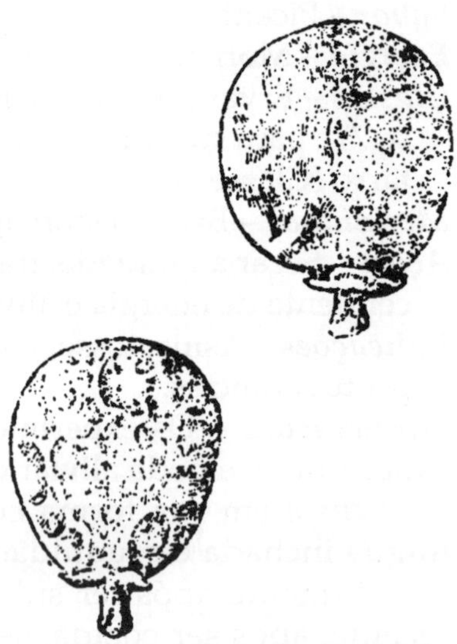

Indicações – Deficiência de *Yin* do fígado e rim, tontura, emissão seminal e palpitações.
Observações – Os experimentos indicam que esta erva é um tônico cardíaco eficiente. Além disso, *Nuzhenzi* pode tonificar os rins e aguçar a visão e é uma erva eficaz para tontura, zumbido nos ouvidos e cabelos grisalhos prematuros devido à deficiência do fígado e rim.

ERVAS CHINESAS COM FLORES

As flores são um símbolo de beleza; as pessoas apreciam suas cores e aromas atrativos. Mas muitas pessoas não percebem que a maioria das flores também são ervas chinesas.

* * *

Uma vez, uma deusa deu uma festa para suas sete filhas. No alimento que cozinhou, usou sete flores, sendo uma flor para cada filha. Como resultado, todas as sete filhas cresceram e se transformaram em belas mulheres, permanecendo bonitas e jovens para sempre. As sete filhas ficaram tão felizes com os efeitos maravilhosos das flores que imploraram a sua mãe que fizesse a mesma coisa para todas as mulheres do mundo de maneira que pudessem permanecer bonitas para sempre. E então, a deusa ordenou que suas sete filhas plantassem flores na terra para as mulheres no mundo terreno, motivo pelo qual a maioria das flores na Medicina Chinesa é boa para distúrbios das mulheres.

Chinês **– Hehuanhua.** **合欢花**
Re – 1880.
Nome comum – Flor de árvore da seda.
Família – Leguminosae.
Nome chinês – Flor de encontro da felicidade.
Nome científico – *Albizzia julibrissin, Durazz.*
Nome farmacêutico – *Flos albiziae.*
Parte usada – Flor ou botão.
Dosagem – 3 a 10g.
Sabor – Doce.
Energia – Neutra.
Classe – Ervas para reduzir a ansiedade (Classe 14).
Meridianos – Coração e baço.

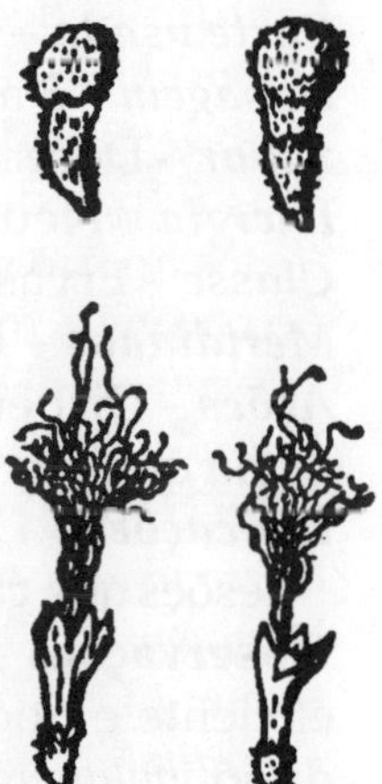

Ações – Relaxar o fígado, regular a energia e assegurar o vigor.
Indicações – Peito congestionado, insônia, esquecimento, distúrbios oculares de vento-fogo, visão borrada, dor de garganta, carbúnculos e lesões por quedas.

Chinês – **Lianhua.** 蓮花
Re – 3693.
Nome comum – Flor de lótus.
Família – Nymphaceae.
Nome chinês – Flor de lótus.
Nome científico – *Nelumbo nucifera,* Gaertn.
Nome farmacêutico – *Flos nelumbinis.*
Parte usada – Flor.
Dosagem – 5 a 10g.
Sabor – Amargo e doce.
Energia – Morna.
Classe – Ervas para regular o sangue (Classe 12).
Meridianos – Coração e fígado.
Ações – Ativar o sangue, suspender a hemorragia e remover a umidade e o vento.
Indicações – Vômito de sangue devido a lesões por quedas, eczema e carbúnculos.

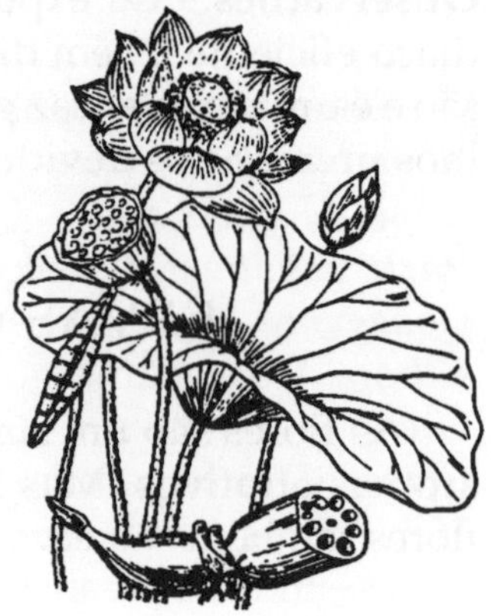

Chinês – **Puhuang.** 蒲黄
Re – 5126.
Nome comum – Pólen de partasana.
Família – Typhaceae.
Nome chinês – Pólen de partasana.
Nomes científicos – *Typha angustifolia* (L.) e *Typha orientalis,* Presl.
Nome farmacêutico – *Pollen typhae.*
Parte usada – Pólen.
Dosagem – 3 a 10g.
Sabor – Doce.
Energia – Neutra.
Classe – Ervas para regular o sangue (Classe 12).
Meridianos – Fígado, baço e pericárdio.
Ações – Dispersar o coágulo quando usada fresca e suspender a hemorragia quando frita.
Indicações – Dor menstrual devido à coagulação sangüínea, dor devido a lesões que causam coagulação sangüínea, dor de garganta e hemorragia.

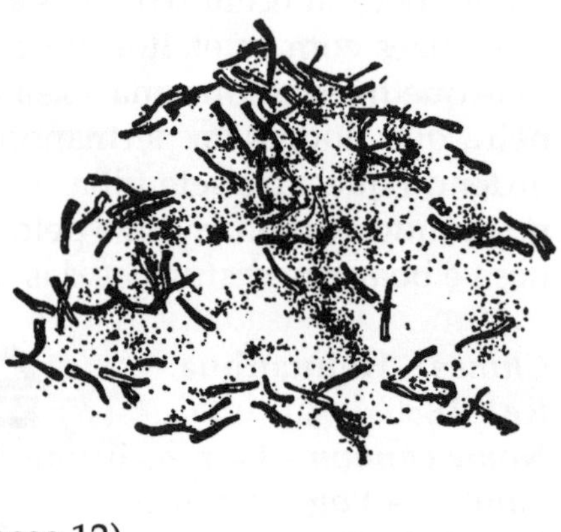

Observações – Os experimentos indicam que *Puhuang* é um coagulante eficiente e pode suspender a hemorragia (como um hemostático). Além disso, *puhuang* é boa para menstruação irregular, dor aguda no abdome inferior e tontura.

Chinês – **Juhua.** 菊花
Re – 4127.

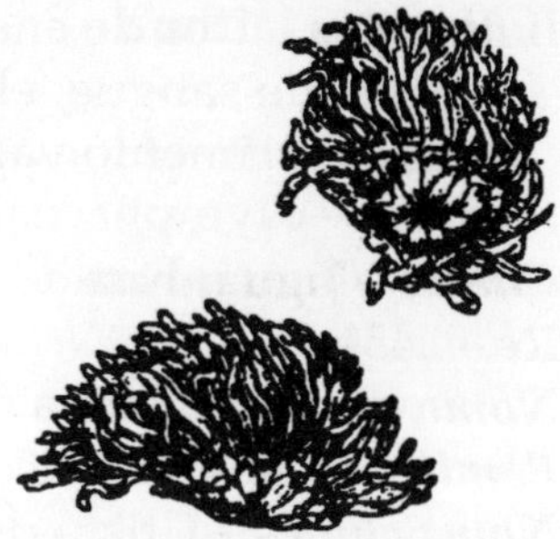

Nome comum – Crisântemo com folhas de amora.
Família – Compositae.
Nome chinês – Flor-pico de setembro (chamada assim porque a flor desta planta atinge seu pico em setembro e deve ser colhida nesta época).
Nome científico – *Chrysanthemum morifolium*, Ramat.
Nome farmacêutico – *Flos chrysanthemi.*
Parte usada – Inflorescência seca.
Dosagem – 8g.
Sabor – Doce e amargo.
Energia – Fresca.
Classe – Ervas para induzir a transpiração (Classe 1).
Meridianos – Pulmões, fígado e rins.
Ações – Induzir a transpiração, limpar o calor, limpar o fígado e desintoxicar.
Indicações – Doenças oculares, dor nos ouvidos, tontura, carbúnculos, protuberância e cefaléia devido ao calor do vento.
Observações – *Juhua* é boa para dispersar o calor do vento nos meridianos do fígado e vesícula biliar e também nos ouvidos e olhos; é freqüentemente usada para tratar conjuntivite, dor nos ouvidos e vertigem devido ao calor do vento. Estima-se que na china, há uma centena de variedades da erva. Entretanto, somente quatro das que se seguem são comumente usadas. *Juhua* doce, que é amarelada, é usada para dispersar o vento e reduzir a febre; *Juhua* branca, que é tomada como chá, é usada para limpar o fígado e aguçar a visão; *Juhua* aromática, que é branca e aromática, é usada para tratar tontura e contração nas doenças mornas-quentes; e *Juhua* selvagem, que é usada para limpar o calor e desintoxicar.

Chinês – **Meiguihua**. 玫瑰花
Re – 2483.
Nome comum – Rosa.
Família – Rosaceae.
Nome chinês – Rosa.
Nome científico – Rosa rugosa, Thunb.
Nome farmacêutico – *Flos rosae rugosae.*

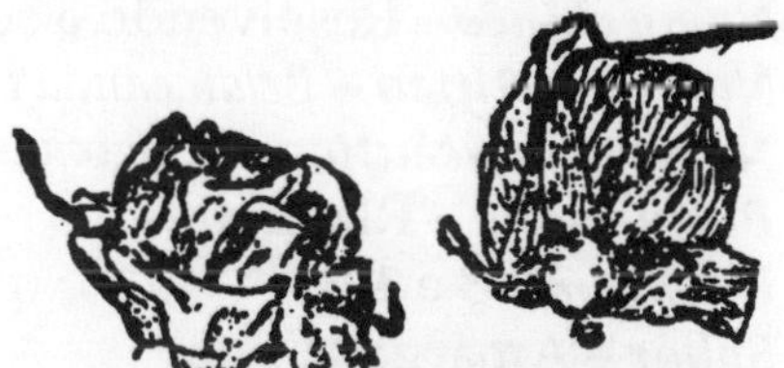

Parte usada – Flor.
Dosagem – 3 a 6g.
Sabor – Doce e levemente amargo.

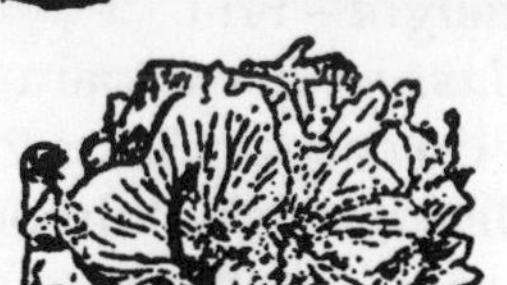

Energia – Morna.
Classe – Ervas para regular a energia (Classe 11).
Meridianos – Fígado e baço.
Ações – Regular a energia, aliviar a congestão de energia, harmonizar o sangue e dispersar a coagulação sangüínea.

Indicações – Dor de energia no fígado e estômago, reumatismo de vento, vômito de sangue, eliminação de sangue pela boca, menstruação irregular, corrimento vaginal, disenteria, mastite e protuberâncias.

Chinês – **Jiguanhua**. 鷄冠花
Re – 2451.
Nome comum – Crista de galo.
Família – Amaranthaceae.
Nome chinês – Crista de galo.
Nome científico – *Celosia cristata* (L.).
Nome farmacêutico – *Flos celosiae cristatae.*
Parte usada – Inflorescência.
Dosagem – 5 a 10g.
Sabor – Doce.
Energia – Fresca.
Classes – Ervas para induzir a transpiração (Classe 1) e para regular o sangue (Classe 12).
Meridianos – Fígado e rins.
Ações – Refrescar o sangue e suspender a hemorragia.
Indicações – Hemorróidas com eliminação de sangue, vômito de sangue, tosse com sangue, sangue na urina e corrimento e hemorragia vaginais.

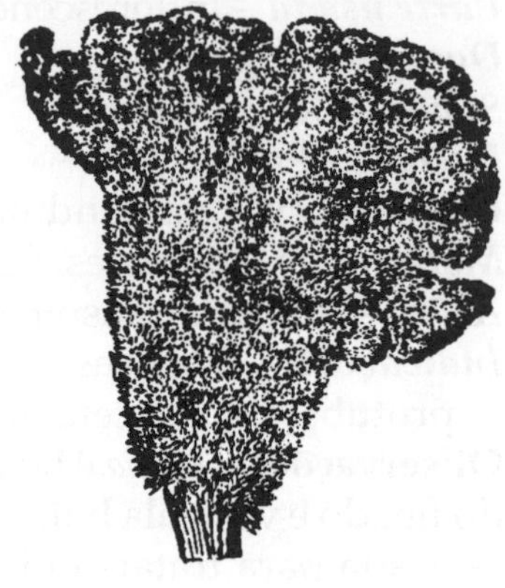

Chinês – **Shegan**. 射干
Re – 3875.
Nome comum – Lírio de amora preta.
Família – Iridaceae.
Nome chinês – Resolvendo a secura.
Nome científico – *Belamcanda chinensis* (L.), DC.
Nome farmacêutico – *Rhizoma belamcandae.*
Parte usada – Rizoma.
Dosagem – 3 a 10g.
Sabor – Amargo.
Energia – Fria.
Classe – Ervas para reduzir o calor excessivo dentro do corpo (Classe 2).
Meridianos – Pulmões e fígado.
Ações – Melhorar o calor, agir contra efeitos tóxicos, diminuir a energia, expelir o catarro, dispersar o sangue e curar protuberâncias.
Indicações – Dor de garganta com protuberância, tosse e carbúnculos.
Observações – Os experimentos indicam que esta erva é eficaz como um expectorante e pode inibir a gripe. Esta erva é levemente tóxica.

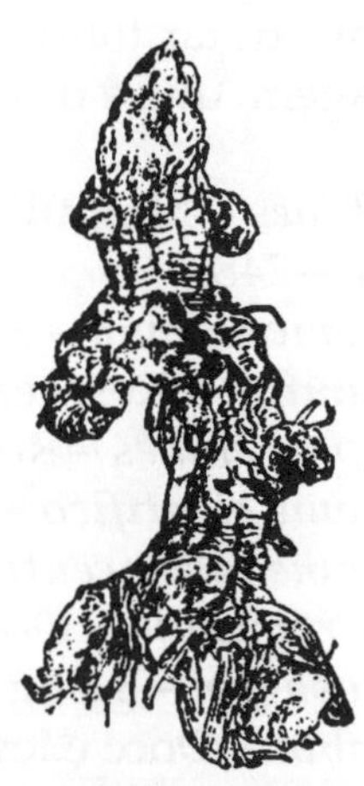

Chinês **– Danshen.** 丹參

Re – 0977.

Nome comum – Salva roxa.

Família – Labiatae.

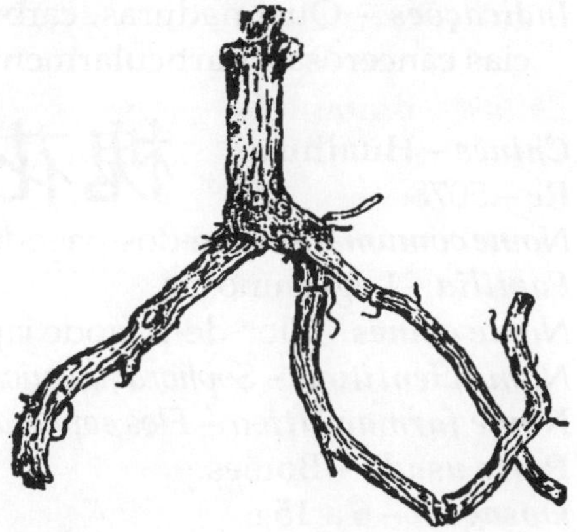

Nome chinês – Ginseng vermelho (chamada assim porque é vermelha e tem a forma de ginseng).

Nome científico – *Salvia miltiorrhiza,* Bge.

Nome farmacêutico – *Radix salviae miltiorrhizae.*

Parte usada – Raiz.

Dosagem – 10g.

Sabor – Amargo.

Energia – Levemente frio.

Classe – Ervas para regular o sangue (Classe 12).

Meridianos – Coração e fígado.

Ações – Ativar o sangue, regular a menstruação, melhorar o calor e resfriar o sangue.

Indicações – Menstruação irregular, supressão de menstruação, hemorragia vaginal, obstruções abdominais e insônia.

Observações – Os experimentos indicam que esta erva pode produzir sete efeitos: 1. expandir as artérias coronárias e evitar *angina pectoris;* 2. ativar o sangue e diminuir a pressão sangüínea; 3. proteger o fígado; 4. amaciar e encolher o fígado e o baço; 5. aumentar as hemácias; 6. aumentar os leucócitos; e 7. sedar e inibir.

Chinês **– Chuipencao.** 垂盆草

Re – 1245.

Nome comum – Planta de lâmina gotejante.

Família – Crassulaceae.

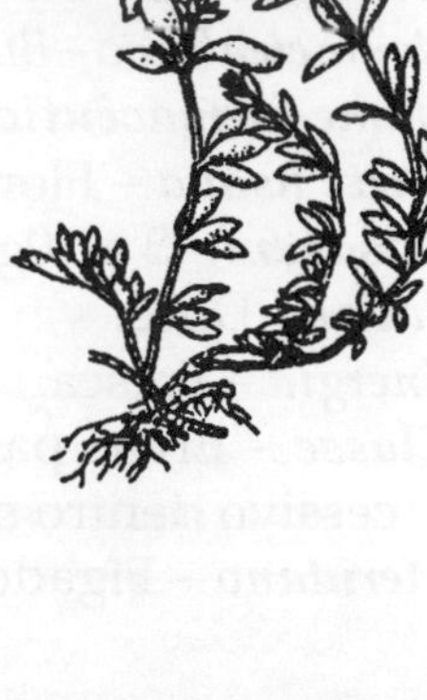

Nome chinês – Unha de pedra (chamada assim porque cresce nos rochedos com suas folhas sobre todas as pedras e tem a forma de uma unha).

Nome científico – *Sedum sarmentosum,* Bge.

Nome farmacêutico – *Herba sedi sarmentosi.*

Parte usada – Planta inteira.

Dosagem – 50g.

Sabor – Leve, doce e levemente azedo.

Energia – Fresca.

Classe – Ervas para úlceras e tumores (Classe 19).

Meridianos – Não determinados.

Ações – Melhorar o calor, agir contra efeitos tóxicos, cicatrizar a protuberância e beneficiar a água.

Indicações – Queimaduras, carbúnculos, picada de cobra e protuberâncias cancerosas, particularmente no câncer de fígado.

Chinês – **Huaihua**. 槐花

Re – 5078.

Nome comum – Árvore-dos-pagodes japonesa.

Família – Leguminosae.

Nome chinês – Flor-de-pagode japonesa.

Nome científico – *Sophora japonica* (L.).

Nome farmacêutico – *Flos sophorae.*

Parte usada – Botões.

Dosagem – 6 a 15g.

Sabor – Amargo.

Energia – Levemente fria.

Classe – Ervas para regular o sangue (Classe 12).

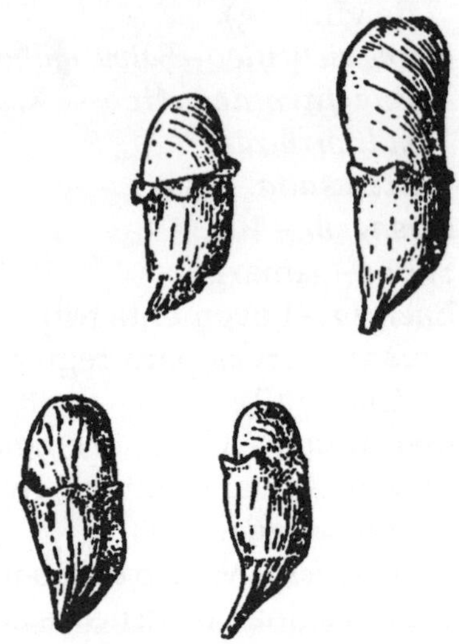

Meridianos – Fígado e intestino grosso.

Ações – Sedar o calor, resfriar o sangue e suspender a hemorragia.

Indicações – Hemorróidas, eliminação de sangue pelo ânus, eliminação de urina sanguinolenta, hemorragias nasais e disenteria.

Observações – Os experimentos indicam que esta erva pode produzir quatro efeitos: 1. resfriar o sangue e diminuir a pressão sangüínea; 2. fortalecer a resistência de vasos capilares; 3. é um coagulante eficiente; e 4. é geralmente eficiente na redução da pressão sangüínea.

Chinês – **Mimenghua**. 密蒙花

Re – 4700.

Nome comum – Butléia.

Família – Loganiaceae.

Nome chinês – Flor densamente coberta.

Nome científico – *Buddleja officinalis*, Maxim.

Nome farmacêutico – *Flos buddlejae.*

Parte usada – Flores ou botões secos.

Dosagem – 3 a 10g.

Sabor – Doce.

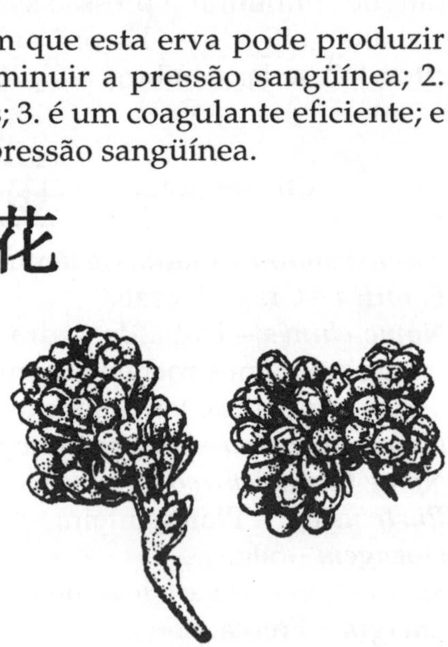

Energia – Fresca.

Classe – Ervas para reduzir o calor excessivo dentro do corpo (Classe 2).

Meridano – Fígado.

Ações – Expelir o vento, resfriar o sangue, lubrificar o fígado e aguçar a visão.
Indicações – Conjuntivite com protuberância, umedecimento dos olhos e amaurose (atrofia óptica).
Observações – *Mimenghua* é eficaz para nutrir o sangue e aguçar a visão. É boa para aqueles com deficiência de *Yin* e calor.

Chinês – **Jiegeng**. 桔梗
Re – 3642.
Nome comum – Raiz de "kikio".
Família – Campanulaceae.
Nome chinês – Raiz sólida e reta (chamada assim porque as raízes são retas e sólidas).
Nome científico – *Platycodon grandiflorum* (Jacq.), A.DC.
Nome farmacêutico – *Radix platycodi.*
Parte usada – Raiz.
Dosagem – 6g.
Sabor – Picante e amargo.
Energia – Levemente morna.
Classe – Ervas para suprimir a tosse e reduzir o catarro (Classe 10).
Meridianos – Pulmões.
Ações – Expandir a energia do pulmão, expelir o catarro, suprimir a tosse e drenar o pus.
Indicações – Dor de garganta, rouquidão, tosse e catarro abundante, abscesso dos pulmões, pneumonia supurativa e gangrena pulmonar.
Observações – Os experimentos indicam que esta erva é eficaz como um expectorante, pois contém saponina.

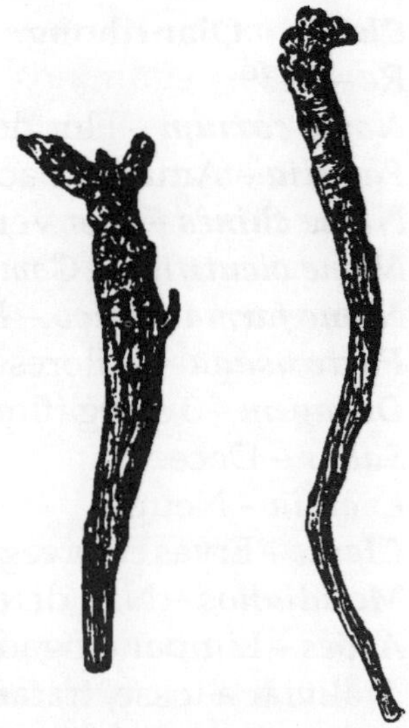

Chinês – **Xuanfuhua**. 旋復花
Re – 4608.
Nome comum – Flor *innula.*
Família – Compositae.
Nome chinês – Flor *innula.*
Nome científico – *Inula japonica,* Thunb.
Nome farmacêutico – *Flos inulae.*
Parte usada – Cabeça da flor.
Dosagem – 3 a 10g.
Sabor – Salgado.
Energia – Morna.
Classe – Ervas para suprimir a tosse e reduzir o catarro (Classe 10).

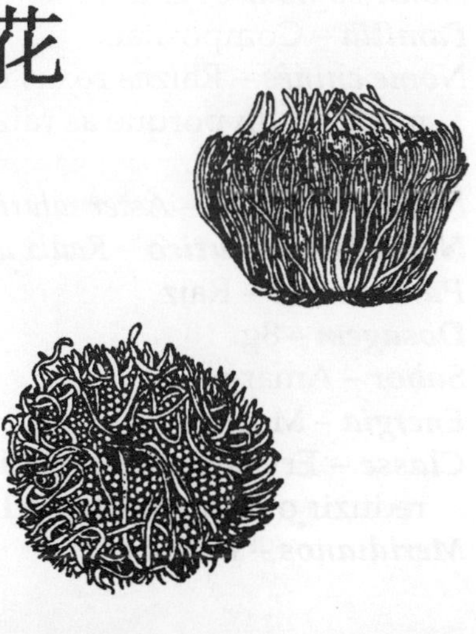

Meridianos – Pulmões e intestino grosso.
Ações – Expelir o catarro, suprimir a tosse, diminuir a energia e acalmar a asma.
Indicações – Tosse, asma e soluços.
Observações – *Xuanfuhua* é levemente tóxica. É boa para obstrução interna de catarro espesso com energia ascendente.

Chinês – **Qianrihong.** 千日紅
Re – 0439.
Nome comum – Flor de perpétua roxa.
Família – Amaranthaceae.
Nome chinês – Flor vermelha de mil dias.
Nome científico – *Gomphrena globosa* (L.)
Nome farmacêutico – *Flos gomphrenae.*
Parte usada – Inflorescência ou planta inteira.
Dosagem – 3 a 10g (flor), 15 a 30g (planta inteira).
Sabor – Doce.
Energia – Neutra.
Classe – Ervas para regular o sangue (Classe 12).
Meridianos – Não determinados.
Ações – Limpar o fígado, dispersar a congestão, aliviar a tosse, tratar a asma e resfriar o sangue.
Indicações – Cefaléia, tosse, disenteria, coqueluche, escrófula, furúnculos, dor ocular devido ao fígado quente, cefaléia por hipertensão e traqueíte crônica.

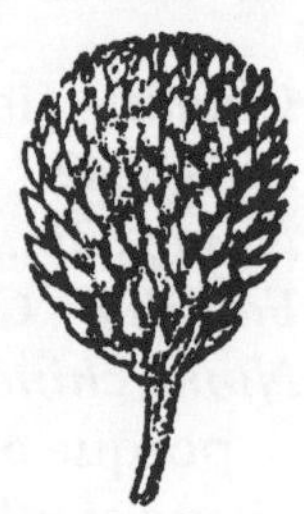

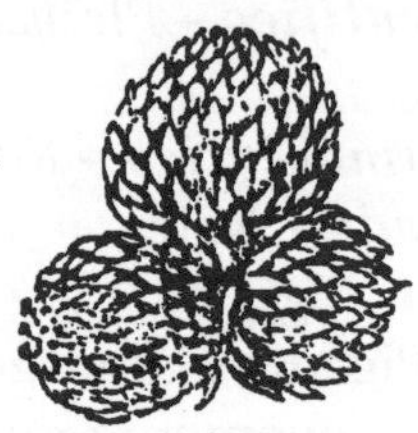

Chinês – **Ziwan.** 紫菀
Re – 4866.
Nome comum – Áster roxo.
Família – Compositae.
Nome chinês – Raízes roxas macias (chamada assim porque as raízes são roxas e macias).
Nome científico – *Aster tataricus,* L. f.
Nome farmacêutico – *Radix asteris.*
Parte usada – Raiz.
Dosagem – 8g.
Sabor – Amargo.
Energia – Morna.
Classe – Ervas para suprimir a tosse e reduzir o catarro (Classe 10).
Meridianos – Pulmões.

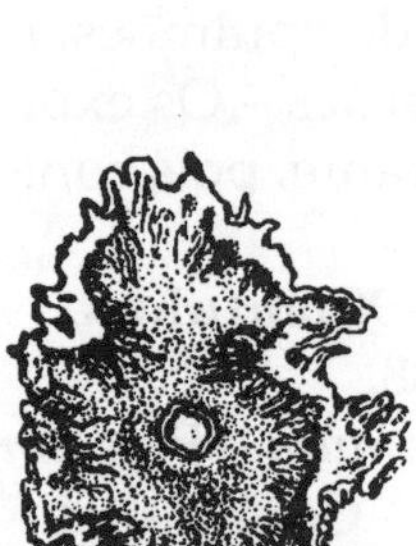

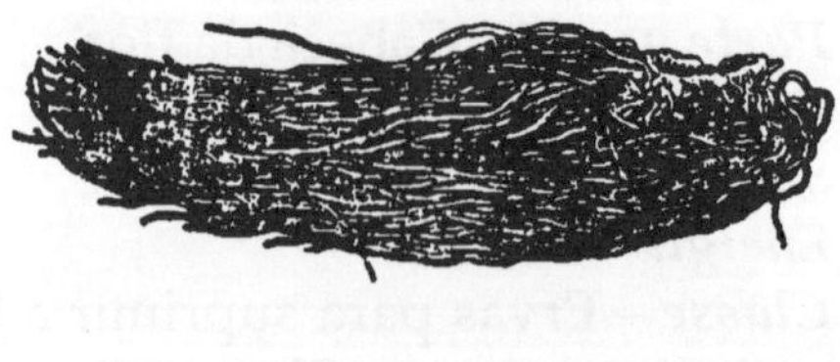

Ações – Aquecer os pulmões, expelir o catarro, suprimir a tosse e aliviar a asma.

Indicações – Tosse devido ao frio do vento, asma e vômito de sangue ao tossir devido à fadiga deficiente.

Observações – Os experimentos indicam que esta erva é eficaz como um expectorante. Contém flavonona, que pode agir no sistema cardiovascular, e suspender a hemorragia, suprimir a tosse e expelir o catarro.

GUIA PARA EQUIVALENTES APROXIMADOS

Uso Geral				Métrico
Onças Libras	*Xícaras*	*Colheres de Sopa*	*Colheres de Chá*	*Gramas Quilogramas*
			¼	1,25g
			½	2,5g
			1	5g
			2	10g
½oz		1	3	15g
1oz		2	6	30g
2oz	¼	4	12	60g
4oz	½	8	24	120g
8oz	1	16	48	240g
1 libra	2			480g
2 libras	4			
2,2 libras				1kg

Manter em mente que esta não é uma conversão exata, mas geralmente pode ser usada para se medir ervas.

Índice de Ervas

X

Y

Z

Índice Remissivo

Impressão e Acabamento
Oesp Gráfica S.A. (Com Filmes Fornecidos Pelo Editor)
Depto. Comercial: Alameda Araguaia, 1.901 - Barueri - Tamboré
Tel. 7295 - 1805 Fax: 7295 - 1384